DEPRESSIONEN ÜBERWINDEN

100 Tools und 6-Minuten Übungen für mehr Resilienz

Alle Ratschläge in diesem Buch wurden vom Autor und vom Verlag sorgfältig erwogen und geprüft. Eine Garantie kann dennoch nicht übernommen werden. Eine Haftung des Autors beziehungsweise des Verlags für jegliche Personen-, Sach- und Vermögensschäden ist daher ausgeschlossen.

www.edition-jt.de

Für Fragen und Anregungen:
info@edition-jt.de
Auflage 2024

Inhalt

Vorwort

Wer sich selbst in einer depressiven Verstimmung wiederfindet oder hautnah miterlebt, wie ein nahestehender Mensch unter Depressionen leidet, ist häufig in der Anfangsphase einem überwältigenden Gefühl der Hilflosigkeit ausgesetzt. Der Begriff „Depression" ist weitläufig bekannt, was dazu geführt hat, dass fast jeder schon einmal den Satz ausgesprochen hat: „Ich habe Depressionen!" Aufgrund von mangelnder Aufklärung und schleichender Integration in den allgemeinen Sprachgebrauch weiß jeder – weniger oder mehr schmerzhaft –, was damit gemeint ist, kann jedoch nicht wirklich unterscheiden, ob es sich um ein ernstzunehmendes Problem handelt, welches angegangen werden muss, oder um eine vorübergehende Unpässlichkeit. Damit die Hilflosigkeit nicht in den Dauerzustand der Resignation und der Assoziation mit einem Kontrollverlust über das eigene Leben mündet, ist es ratsam, so früh wie möglich die eigene Aufmerksamkeit hinsichtlich der seelischen, körperlichen und emotionalen Signale zu schulen. Je genauer Sie sich selbst beobachten und Symptome deuten können, desto rascher können Sie Ihre Situation einschätzen und darauf reagieren bzw. anderen mit Rat und Tat zur Seite stehen.

Dieses Buch vermittelt Ihnen zahlreiche kleine und große Schritte, um Ihrem Wohlbefinden auf die Sprünge zu helfen, positives Denken zu trainieren, körpereigene Prozesse zu unterstützen, anzuregen und sogar zu überlisten. Mithilfe dieses Ratgebers erhalten Sie das nötige Hintergrundwissen, welches Sie brauchen, um selbst eine Bewertung Ihrer Situation vorzunehmen, und lernen langfristig, Auslöser für negative Emotionen zu identifizieren. Lassen Sie sich von Tipps überraschen, die wahrhaft alltagstauglich, von jedem und überall anwendbar sind und dabei helfen, die eigene Stressresistenz zu stärken. Wenn Sie die vorgestellten Strategien anwenden, werden Sie die wohltuende Wirkung der eigenen Tatkraft kennenlernen.

Tauchen Sie ein in diesen Ratgeber und unterstützen Sie sich dabei, eine drohende Depression abzuwenden, eine depressive Phase aktiv zu beenden, insgesamt mehr Lebensfreude zu empfinden und gestärkt und mutig in die Zukunft blicken zu können.

Hinweis: In diesem Buch finden Sie einen QR-Code, der Sie zu Audiodateien führt. Falls Sie keine Möglichkeit haben, den QR-Code zu scannen, können Sie die Dateien auch über diesen Link finden: https://bit.ly/40DDgMn

Der Sog der Depression: Gibt es Hoffnung?

Wenn Sie sich in einer Depression, die häufig mit einem „Burn-out“ gekoppelt ist, befinden, haben Sie vielleicht Schwierigkeiten, einen Ausweg zu finden, und die Ratlosigkeit, wo Sie ansetzen können, überwiegt. Dies liegt daran, dass mögliche körperliche Symptome, wie z. B. Schlaflosigkeit, quälende Rückenschmerzen, Kopfschmerzen und Migräne, Antriebslosigkeit, Ängste und Panikattacken, Energiemangel, Gewichtszunahme oder Appetitverlust, Libidoverlust etc., in ihrer Intensität ansteigen, sich von sporadisch auftretenden Episoden in einen chronischen Zustand entwickeln, sich addieren und Ihre Lebensqualität leise schleichend immer mehr beeinträchtigen. Sitzt man erst einmal in dieser Abwärtsspirale, helfen gut gemeinte Ratschläge wie „Schlaf dich mal richtig aus“ oder „Du musst mal abschalten“ herzlich wenig. Der nagende Verlust der Lebensenergie sorgt dafür, dass sich eine betroffene Person immer kraftloser und matter fühlt. Bewegen Sie sich zusätzlich in einem Umfeld, welches mit Unverständnis und unter Umständen Ablehnung reagiert und ungebremst Anforderungen stellt, ist der Sog nach unten vorprogrammiert. Familie, Partner und Freunde können die Kraftlosigkeit als Desinteresse oder Rücksichtslosigkeit missinterpretieren und zusätzlich zu einem enormen Belastungsfaktor mutieren.

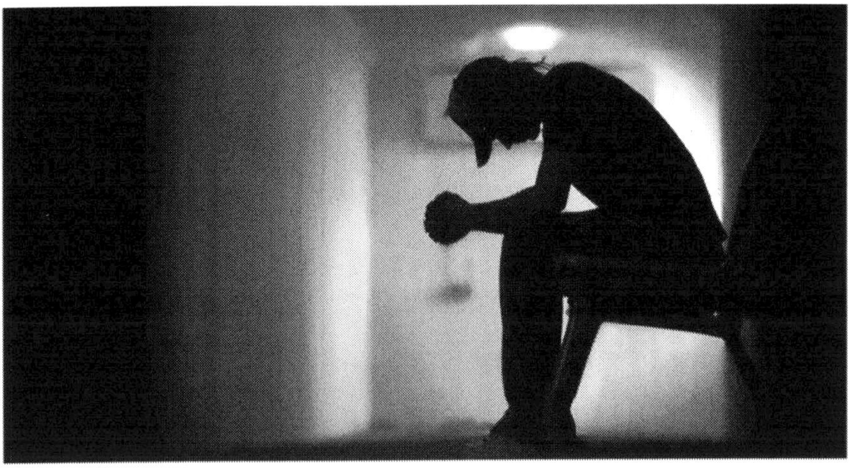

Definition: Burn-out

Burn-out beschreibt einen Zustand, in dem aufgrund von körperlicher, emotionaler und geistiger Erschöpfung die Leistungsfähigkeit immer weiter abnimmt und das Risiko, an psychischen und psychosomatischen Störungen zu erkranken, wahrscheinlich ist. Folge- und Begleiterkrankungen sind Depressionen, Angststörungen und körperliche Beschwerden, wie z. B. Herz-Kreislauf-Erkrankungen, Magenbeschwerden, Störungen des Verdauungstraktes, Kopfschmerzen, Schmerzen des Bewegungsapparates, Schlafstörungen etc.

Eine Erhebung des Robert-Koch-Instituts von 2012 ergab, dass in Deutschland rund 4,2 Prozent der Erwachsenen unter einem chronischen Erschöpfungssyndrom leiden, wobei zu vermuten ist, dass die Dunkelziffer weitaus höher liegt, da der Burn-out laut ICD (Internationale Klassifikation von Krankheiten) im Gegensatz zu den Begleiterscheinungen nicht als ein eigenständiges Krankheitsbild behandelt wird.

In den seltensten Fällen wird eine Depression oder ein Burn-out noch vor der Entstehung oder in der Anfangsphase erkannt und behandelt. Dies ist nicht verwunderlich, leben wir doch in einer Leistungsgesellschaft, in der wir von klein auf darauf programmiert wurden, zu funktionieren. Kleine Wehwehchen werden entweder übergangen oder mit dem Griff zur Schmerztablette zum Schweigen gebracht. Steigende Anforderungen in der Arbeitswelt heben die Work-Life-Balance vollkommen aus den Angeln: Notorischer Personalmangel, hohe Krankenstände, längere Arbeitstage, Überstunden, wirtschaftliche und unternehmerische Dezentralisierung, bei der ein Arbeitnehmer quasi mehrere Zuständigkeitsbereiche abdecken muss, aber auch das Privatleben erfordern immer mehr Leistung und Anpassungsfähigkeit durch z. B. soziale Medienpräsenz, die Pflege eines Angehörigen, finanzielle Belastungen, wirtschaftliche und soziale Unsicherheiten oder partnerschaftliche Probleme.

Befindet sich also eine Person erst einmal im Sog einer Depression, ist es gar nicht so einfach, herauszufinden. Auf die Frage, ob es Hoffnung gibt, erhalten Sie ein klares und deutliches „Ja". Um gleich darauf hinterherzuschicken: wenn Sie bereit sind, Veränderungen in Ihrem Leben zuzulassen, Hilfe annehmen können und wirklich den Wunsch haben, Ihr eigenes Wohlbefinden wiederherzustellen.

Sie sind eingeladen, die Depression als eine Art Weckruf zu betrachten, als ein Stoppschild, welches Ihnen eine Botschaft übermitteln möchte. Die Botschaft lautet: „Hier geht es nicht lang!" Etwas ist in Dysbalance geraten und Sie sind jetzt dazu aufgefordert, das Gleichgewicht wiederherzustellen.

Beispiel:
Nehmen wir als Beispiel eine Person, die unter einem „Helfersyndrom" leidet und stets für alle und jeden verfügbar ist und sich den Anforderungen des Umfeldes niemals entzieht, aus Angst, nicht akzeptiert oder geliebt zu werden. Diese Person agiert über ihre Kräfte und macht Dinge, die sie innerlich ablehnt, weil sie nie gelernt hat, „Nein" zu sagen. Dieses Verhaltensmuster entstand z. B. in einem Elternhaus, in dem die Person als Kind nur Liebe erfahren hat, wenn gewisse Aufgaben und Erwartungen der Eltern erfüllt wurden. Erleidet diese Person nun im Erwachsenenalter eine Depression oder einen Burn-out, ist dem nicht viel entgegenzusetzen, wenn ihr Verhalten zukünftig nicht angepasst wird.

Lassen Sie sich von diesem Buch ermutigen, dass Sie jederzeit das Ruder herumreißen können, auch wenn Sie sich momentan so gar nicht danach fühlen. Der erste Schritt ist, die Depression als einen Hinweis Ihres Körpers und Ihrer Seele, die eine untrennbare Einheit bilden, anzuerkennen, in einer Sprache, die Sie vielleicht erst noch erlernen müssen. Wenn Sie dieses Zugeständnis machen können, dann steht der Verbesserung Ihrer Lebenssituation nichts mehr im Wege.

Eine Depression kann vielerlei Auslöser haben und ist immer eine Kombination aus neurobiologischen und psychosozialen Aspekten. Stresshormone und eine genetische Veranlagung begünstigen die Entstehung einer Depression, die ihrerseits ebenfalls eine biologische Kettenreaktion im Körper in Gang setzt und für diverse Symptome gleichermaßen verantwortlich ist. Häufige bekannte Ursachen sind z. B. die Einnahme bestimmter Pharmaka und eine dadurch bedingte Veränderung der Botenstoffe im Gehirn, hoher Leistungsdruck, chronische und lebensbelastende Erkrankungen, hormonelle Dysbalancen durch Geburt oder Wechseljahre, Todesfälle von Angehörigen, partnerschaftliche Trennungen, Arbeitsverlust und soziale Isolation. Nun fragen Sie sich vielleicht, warum ausgerechnet Sie von einer depressiven Stimmung betroffen sind und andere Menschen in Ihrem Umfeld nicht?

In erster Linie sollten Sie sich nicht an der gesellschaftlichen Norm messen und sich als Individuum betrachten, mit einer ganz persönlichen Geschichte. Warum Sie sich fühlen, wie Sie sich fühlen, kann abhängig sein von

- Ihrer Persönlichkeit. Vielleicht zählen Sie zum wachsenden Kreis der Hochsensiblen?
  - Sind Sie ein Herzensmensch?
  - Neigen Sie zur Gutmütigkeit?
  - Haben Sie hohe Ziele und einen großen Anspruch an sich selbst?
  - Möchten Sie Ihr Umfeld zufriedenstellen?
  - Können Sie Ihren Standpunkt vertreten?
  - Vertrauen Sie anderen Menschen und sich selbst?
- der genetischen Disposition. Wissenschaftliche Studien belegen, dass ca. 10 bis 15 % der Kinder von depressiven Eltern ebenfalls an einer Depression erkranken.
  - Sind in Ihrer Familie Erkrankungen bekannt?
  - Leiden Sie oder ein Elternteil unter einer psychischen oder neurologischen Erkrankung?
- Ihrer psychischen Widerstandsfähigkeit.
  - Leiden Sie unter Stress?
  - Empfinden Sie Stress generell als positiv oder negativ?
  - Welche Ereignisse lösen in Ihnen Stress aus?
  - Treiben Sie Ausgleichssport?
  - Nehmen Sie sich regelmäßige Erholungszeiten?
  - Nehmen Sie Medikamente ein, die Ihren (Gehirn-) Stoffwechsel bzw. Hormonhaushalt beeinflussen?
  - Beschäftigen Sie sich mit Dingen, die Ihnen Freude bereiten?
  - Sind Sie in einer glücklichen Partnerschaft?
  - Fühlen Sie sich einsam?
  - Erleben Sie regelmäßig körperliche Nähe zu einem anderen Menschen?

• Ihrer physischen Widerstandsfähigkeit.

○ Leiden Sie unter Nährstoffmangel?

○ Sind Sie häufig erkältet?

○ Wie gut sind Ihre nächtlichen Erholungsphasen?

○ Trinken Sie genug?

○ Leiden Sie unter körperlichen Krankheiten?

○ Ernähren Sie sich gesund?

○ Sind Sie Toxinen (Kosmetika, Schwermetallbelastung, z. B. durch Zahnersatz, Prothesen etc., Kunststoffen in Verpackungen und Nahrung etc.) und Elektrosmog/Strahlenbelastung durch Router/Handy/PC im häuslichen oder Arbeitsbereich ausgesetzt?

• Ihrer ganz persönlichen Vulnerabilität.

○ Wie verletzlich sind Sie?

○ Welche Situationen und Dinge schmerzen Sie?

• Ihrem familiären und sozialen Umfeld.

○ Hatten Sie eine glückliche und unbeschwerte Kindheit?

○ Führen Sie eine stabile und glückliche Partnerschaft?

○ Durchleben Sie gerade eine Scheidung oder Trennung?

○ Haben Sie Liebeskummer?

○ Sind Sie zufrieden mit Ihrem Single-Dasein?

○ Fühlen Sie sich einsam?

○ Steht Ihre Familie immer hinter Ihnen?

○ Können Sie sich auf Ihr soziales Umfeld verlassen?

○ Engagieren Sie sich in einem Verein oder anderen Organisationen?

• Ihrem Arbeitsumfeld.

○ Mögen Sie Ihren Job?

○ Sind Sie zufrieden mit Ihrem beruflichen Werdegang?

○ Leiden Sie unter einer Überbelastung am Arbeitsplatz?

○ Werden Sie von Kollegen und Vorgesetzten gemobbt?

○ Erfüllt Sie Ihre berufliche Tätigkeit?

○ Fühlen Sie sich ggf. unterfordert?

• traumatischen Erlebnissen, wie z. B. sexuellem Missbrauch, Unfällen, Naturkatastrophen, Todesfällen etc.

- Ihrem Weltbild. Jüngste Ereignisse haben gezeigt, wie rasch sich soziale, gesellschaftliche und wirtschaftliche Verhältnisse über Nacht verändern können.

○ Haben Sie ein philosophisches, religiöses oder spirituelles Konzept von der Welt und Ihrem Dasein auf diesem Planeten?

Tipp:
Beantworten Sie die oben genannten Fragen schriftlich und markieren Sie auffällige Antworten bzw. eine negative Resonanz auf das Thema. Dies könnte eine Baustelle sein, welche näher betrachtet werden sollte.

Gute Nachrichten: Neuroplastizität als Erfolgsfaktor

Unser Gehirn ist vergleichbar mit einem biologischen Supercomputer. 90 Milliarden Nervenzellen, die über ein Netzwerk mit insgesamt 100 Billionen Synapsen miteinander verbunden sind, bilden die Schaltzentrale unseres Nervensystems und steuern somit unseren gesamten Körper. Lebensnotwendige Funktionen wie

- Herz-Kreislauf,
- Bewegung,
- Atmung,
- Schlaf- und Wachrhythmus sowie
- die Verdauung

werden gesteuert und überwacht, aber auch sehr komplexe Vorgänge wie Sinneseindrücke, Gefühle, Erinnerungen und Lernprozesse. Von der Geburt bis zum Tod verändern sich ganze Hirnareale, indem neue Nervenzellen und Synapsen gebildet und umgebaut werden. Die optimale Neustrukturierung der Zellen in Anpassung an die notwendige Aktivität wird als *„Neuroplastizität"* bezeichnet. Ihr Gehirn hat die Fähigkeit, seine Aktivität an äußere Einflüsse anzupassen, indem es neuronale Strukturen erweitert, verändert und sogar reparieren kann.

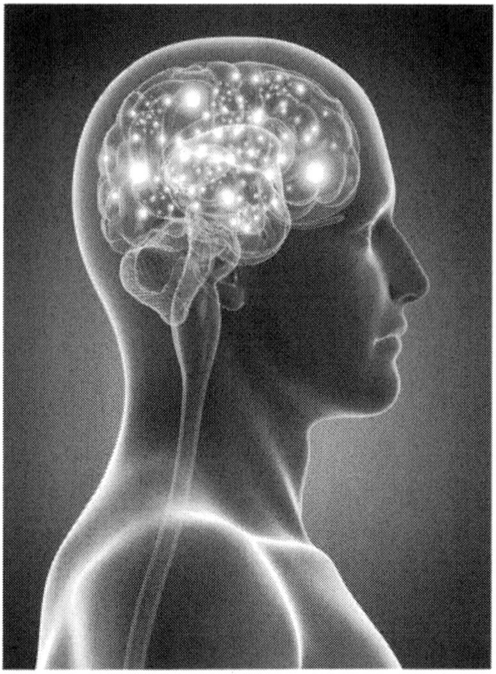

Seit den 80er Jahren ist bekannt, dass ein Mangel an bestimmten Botenstoffen im Gehirn, die wir umgangssprachlich als „Glückshormone" bezeichnen, wie z. B. Serotonin, Dopamin und Noradrenalin, die Entstehung einer Depression begünstigen. Die medikamentöse Behandlung mit klassischen Antidepressiva stützt sich auf diese Annahme. Jüngste Untersuchungen konzentrieren sich jedoch verstärkt auf den Zusammenhang der Neuroplastizität und einer Depression. Betroffene Patienten zeigen vermehrt eine Reduktion von synaptischen Verbindungen, eine gehemmte Neu- und Wiedervernetzung und eine Abnahme des Gehirnvolumens. Der Basler Neurologe Sebastian Ludyga weist in einem Gespräch mit dem MDR-Magazin darauf hin, dass MRT-Aufnahmen von Patienten mit Depressionen ungewöhnliche Überaktivitäten im präfrontalen Kortex anzeigen, die durch Grübeln und kreisende Gedanken hervorgerufen werden. Der Bereich des Frontallappens, der als präfrontaler Kortex bezeichnet wird, bildet das Gedächtnis, verarbeitet sensorische Erfahrungen, nimmt emotionale Bewertungen vor und ist verantwortlich für unser kognitives Verhalten. Depressive Patienten können ebenfalls eine Stoffwechselstörung in diesem Areal aufweisen, daher werden Funktionsstörungen eng mit einer Erkrankung assoziiert. Um diese Überaktivität in den Motorcortex, das Bewegungszentrum des Gehirns, zu verlagern und damit die Gedankenspirale zu durchbrechen, ist körperliche Aktivität eine Lösung. Markus Gerber von der Universität Basel spricht von der Wirkung von Sport auf einige Patienten, die der von Antidepressiva gleichkommt. Forschungsergebnisse der Ruhr-Universität Bochum zeigen, dass Sport und

Bewegung die Neuroplastizität bei depressiven Menschen erhöhen und Symptome mildern kann.

Im Hirnstamm sitzt eine weitere Funktion, die als strenger Filter dient. Das Retikuläre Aktivierungssystem (RAS) ist als Manager für Eindrücke von Haut, Ohren, Nase, Augen und Mund zuständig und filtert wichtige von unwichtigen Informationen, denn nicht alle der Millionen Wahrnehmungen, die wir pro Tag machen, schaffen es in unser Bewusstsein. Stellen Sie sich vor, Sie lesen eine Tageszeitung, während Sie ein öffentliches Verkehrsmittel benutzen. Ohne die selektive Filterung Ihres RAS könnten Sie sich nicht auf die Lektüre konzentrieren und sämtliche Eindrücke der Umgebung, wie z. B. Gespräche und Geräusche, Bewegungen und Bilder, würden auf Sie einstürzen. Das RAS bewertet nach Lebensnotwendigkeit, emotionalem Bezug und Aktualität und orientiert sich dabei an individuellen Überzeugungen, Glaubenssätzen und Denkweisen. Daher sieht ein pessimistischer Mensch überwiegend negative Informationen in der Außenwelt, während sich ein positiv eingestellter Mensch hauptsächlich auf gute Eindrücke konzentriert. Die gute Nachricht ist, dass die selektive Wahrnehmung auf ein positives Ergebnis trainiert werden kann.

Neben der körperlichen kann auch mit gezielter geistiger Aktivität das Gehirn trainiert werden, indem wir es unterstützen, sich neu zu strukturieren und nicht mehr genutzte Bereiche zu reaktivieren. Dies klingt vielleicht im ersten Moment anstrengend, ist es aber nicht, denn auch die kleinsten Übungen und Tätigkeiten mit minimalster Anstrengung eignen sich als mentale Stärkung, z. B. das Summen einer Melodie während eines Spaziergangs. Im Praxisteil dieses Buches finden Sie viele Übungen, die die Anpassungsfähigkeit Ihres Gehirns verbessern werden.

Ein nicht zu unterschätzender Faktor ist eine gesunde und nährstoffreiche Ernährung. Forschungen haben gezeigt, dass eine einseitige, fett- und zuckerhaltige Nahrungsaufnahme bereits nach fünf Tagen zu erhöhten Entzündungswerten im Hippocampus – der Struktur, welche als Zwischenspeicher des Gehirns fungiert und Informationen vom Kurzzeitgedächtnis in das Langzeitgedächtnis weiterleitet – führt, der sogenannten Neuroinflammation, also eine Entzündung des Nervengewebes, die wiederum das Kurz- und Langzeitgedächtnis schädigt. Die durch Erinnerung und Erfahrungen angelegten Synapsen, welche notwendig für Anpassung und Veränderungen sind, werden an ihrer Neubildung gehemmt, was wiederum zur Folge hat, dass Sie weniger anpassungsfähig sind, Schwerfälligkeiten beim Erlernen neuer Dinge zeigen und insgesamt geistig Träger sind. Neue Nervenzellen sind jedoch unerlässlich, um eine gute Neuroplastizität zu gewährleisten.

Medikamentös werden von ärztlicher Seite selektive Serotonin-Wiederaufnahmehemmer, kurz SSRIs, verschrieben. Die durch die Medikamente biochemisch angestoßenen Prozesse erleichtern die Bildung von neuen Synapsen und das Lösen von alten Strukturen. Das Gehirn wird pharmakologisch wieder auf Empfang geschaltet und wenn wir zu dem Bild eines organischen Computers zurückkehren, wird Speicherplatz freigegeben, neue Dateien und Verknüpfungen werden angelegt.

Übungen zur Verbesserung der Neuroplastizität umfassen alle Sinne, schulen die Konzentration, erweitern das Gedächtnis, sorgen für Entspannung, reduzieren Stress, verändern die Perspektive, sorgen für neue Lernerfahrungen und Denkmuster und steigern insgesamt das Wohlbefinden. Die Psychotherapie und Rehabilitation bedienen sich derselben Methodik, daher ist eine gezielte, dauerhafte Therapie, z. B. eine kognitive Verhaltenstherapie oder ein Kuraufenthalt, bei einer Depression immer von Nutzen.

Was können Sie nun im Allgemeinen tun, um Ihrer Neuroplastizität etwas Gutes zu tun?

Ernährung

Achten Sie auf eine ausgewogene, mediterrane Ernährung, die reich an Omega-3-Fettsäuren, Vitamin D, Magnesium, Aminosäuren, Vitamin B6, B9, B12 und Vitamin A ist. Verwenden Sie hochwertige Olivenöle, Fisch, Hülsenfrüchte, Walnüsse, Leinsamen, Eier, Avocado, Beeren, Blattgemüse, Süßkartoffeln, Vollkornprodukte und Kürbis.

Schlaf

Sieben bis neun Stunden nächtlicher Schlaf sichert eine optimale Gehirnleistung. Da von Depression betroffene Menschen häufig Probleme mit dem Schlafverhalten aufweisen, ist ein kurzer Mittagsschlaf von 20 Minuten eine gute Alternative. Als kleines Abendritual können Sie die Zubereitung einer „Goldenen Milch" probieren, deren wärmende und entspannende Wirkung durch Zimt und Ingwer das Einschlafen erleichtern kann.

<u>Für die Zubereitung einer Goldenen Milch erhitzen Sie</u>

- 300 ml Milch Ihrer Wahl (Hafer, Mandel- oder Kuhmilch)
- mit 1 EL Kurkuma,
- 1 TL Zimt,
- 1,5 cm geschältem Ingwer (alternativ eine Prise Ingwerpulver),
- einer Prise schwarzem Pfeffer und
- 1,5 EL Honig.

Trinken Sie die goldene Milch langsam und kommen Sie mit jedem Schluck immer mehr zur Ruhe.

Ein paar Tropfen ätherische Öle in einer Duftlampe oder auf das Kopfkissen geträufelt, erleichtert ebenfalls die Entspannung am Abend. Geeignet sind

- Lavendel,
- Melisse,
- Zedernholz,
- Narde und
- Neroli.

Beim Kauf von ätherischen Ölen sollte darauf geachtet werden, dass diese nicht synthetisch hergestellt wurden und 100 % biologisch sind.

Bewegung
Seien Sie körperlich aktiv! Spazieren, Laufen, Radfahren, Schwimmen, Gymnastik etc. Schon 2,5 Stunden Spazierengehen in der Woche verringert die Intensität verschiedenster Stresssymptome. Wenn Sie sich dabei in der freien Natur aufhalten, fördern Sie gleichzeitig Ihre mentale Entspannung.

Motoriktraining
Stellen Sie sich beim Zähneputzen auf ein Bein und versuchen Sie, die Balance zu halten. Falls Sie Rechtshänder sind, benutzen Sie für kleine Tätigkeiten, z. B. das Kämmen der Haare, bewusst die andere Hand. Sie können Stricken, Häkeln oder Nähen? Wunderbar! Lernen Sie Jonglieren, Seemannsknoten, Basteln, Malen oder Töpfern. Auch das Puzzeln oder Herumschrauben an Fahrzeugen unterstützt die Motorik und damit Ihre Gehirnleistung.

Achtsamkeitsübungen
Konzentrieren Sie sich bewusst auf eine Sinneswahrnehmung, z. B. durch Atemübungen, Meditation, Musikhören, Aromatherapie und Barfußlaufen, oder probieren Sie neue oder exotische kulinarische Geschmacksrichtungen aus.

Ausreichend Entspannung
Führen Sie Entspannungsübungen, wie z. B. Hypnose, Qi-Gong, Tai-Chi, Progressive Muskelentspannung nach Jacobson, Physiotherapie, Massagen, Autogenes Training und Yoga, durch.

Konzentrationsübungen
Machen Sie Denk- und Konzentrationsübungen, wie z. B. Rätsel lösen, Schritte zählen, Malen und Zeichnen, Journaling, Briefe/Gedichte/Geschichten schreiben, Lesen, Podcasts und Hörspiele hören oder ein Rezept nachkochen.

Neues ausprobieren
Ob ein neues Hobby, eine Fremdsprache, eine Fertigkeit oder alles über ein bestimmtes Sachgebiet oder einen Ort – eignen Sie sich neue Informationen an, lesen, recherchieren, entdecken und forschen Sie. Erweitern Sie Ihren Wortschatz, indem Sie jeden Tag einen neuen Begriff aus einem Wörterbuch herauspicken und diesen mindestens in einem Satz Ihrer täglichen Rede unterbringen. Bringen Sie alles über ein unbekanntes Urlaubsziel in Erfahrung. Lesen Sie Bücher, Fachzeitschriften und Biografien.

Gewohnheiten aufbrechen
Sie nehmen täglich immer denselben Fußweg zum Bäcker? Ändern Sie dies und gehen Sie einmal anders! Versuchen Sie, die Gebäude, Bäume und Ihnen entgegenkommende Menschen bewusst wahrzunehmen.

Regelmäßige Social-Media-Pause
Obwohl in wissenschaftlichen Kreisen bislang nur eine Vermutung über den Zusammenhang zwischen der Nutzung von sozialen Medien und der Entstehung einer Depression vorliegt, ist die Beeinflussung des Dopamin-, Cortisol- und Serotoninspiegels gut belegt. Je nachdem, wie positiv oder negativ ein Anwender auf die Informationen im Internet reagiert, agieren die Stresshormone im Körper und Gehirn. Zusätzlich stört das Bildschirmlicht, wenn wir diesem lange ausgesetzt sind, den Schlafzyklus, da die Melatoninproduktion, also die Produktion unseres Schlafhormons, gehemmt wird, welches vor allen Dingen in Dunkelheit ausgeschüttet wird. All diese Botenstoffe spielen auch bei einer Depression eine zentrale Rolle.

Warum Eigeninitiative der Schlüssel ist

Sich aus einer möglichen Opferrolle („Warum passiert dies gerade mir?") in einen Zustand der Selbstverantwortung zu bewegen, stellt einen riesigen positiven psychologischen Effekt dar. Fremdbestimmt zu sein, verringert das Selbstbewusstsein und die eigene Kreativität und sorgt langfristig für Frust. Geben wir die Macht an andere ab, lassen wir diese darüber bestimmen, wie wir uns fühlen. Dies für sich genommen stellt bereits einen großen Stressfaktor dar und kann die Wahrscheinlichkeit für körperliche und seelische Erkrankungen erhöhen. Wenn wir selbst aber die Initiative ergreifen, haben wir einen Einfluss auf Entscheidungen und Handlungsprozesse und können das Ergebnis in einem gewissen Maße steuern. Der Mensch ist als Schöpferwesen für sein Leben angetreten und hat dafür ein enormes Maß an Kreativität, Ideenreichtum, Talenten und Tatendrang im Gepäck. Das Wunder Gehirn und unsere Sinne sind für die fortschreitende Evolution ausgerichtet: leben, lernen, erfahren, entdecken. Wartet ein gesunder Mensch nun ständig auf Impulse und Aufforderungen von außen, lässt sich treiben oder ist nur willenlose Gefolgschaft, lässt er seine Anlagen verkümmern und nutzt sein Potenzial nicht aus. Nun kann die Krankheit Depression einen Menschen sehr verändern. Aus einem selbstbewussten, aktiven und energiegeladenen Charakter kann ein schwungloser, trauriger und träger Mensch werden. Von Motivation und Eigeninitiative ist plötzlich keine Spur mehr vorhanden.

Wenn Sie depressiv sind und sich für mögliche Auswege aus der Situation öffnen und Bereitschaft signalisieren, nötige Schritte zu unternehmen, um sich besser zu fühlen, dann haben Sie bereits eine wichtige Entscheidung getroffen. Ihre Haltung darüber, mögliche Therapien zu favorisieren, zuzulassen und unbekannte Wege zu gehen (wie z. B. eine Psychotherapie zu beginnen, sich einer Selbsthilfegruppe anzuschließen, die Übungen in diesem Buch zu praktizieren etc.), hat bereits ein neues Denken erschaffen. Wenn Sie Ihren Genesungsweg als eine Möglichkeit zur persönlichen Entwicklung sehen und ihm mit einer gelassenen, offenen Geisteshaltung begegnen, übernehmen Sie die Verantwortung für Ihr Wohlbefinden. Auf Ihrem Weg werden Sie grundlegende Erkenntnisse über Ihre Lebensumstände erlangen, die unter Umständen mit langfristigen, kleinen oder großen Veränderungen verbunden sein werden. Wenn Sie den Mut aufbringen, sich dem zu stellen, übernehmen Sie wieder die Kontrolle, die Sie glaubten, verloren zu haben. Sie werden feststellen, dass sich während des Heilungsprozesses Ihre Perspektive verändern wird. In dem Sog der Depression werden überraschenderweise viele Seile sichtbar, an denen Sie herausklettern können.

Schritt für Schritt zu einem besseren Leben

Zugegeben, sich zu überwinden, zählt zu den schwierigsten Herausforderungen, wenn Sie eine Änderung der Lebensumstände herbeiführen möchten, insbesondere wenn Sie sich leer und ausgebrannt fühlen. Eine lange Liste von Wünschen, Tipps und Tricks am Kühlschrank liest sich sehr einfach, die Umsetzung scheitert jedoch nicht selten an mangelnder Selbstmotivation und der Frage, wo genau Sie nun beginnen sollen. Sie haben bereits erfahren, wie wichtig eine gesunde und ausgewogene Ernährung für die psychische Gesundheit ist. Der Gedanke mag Ihnen gefallen, aber die Ernüchterung folgt direkt auf dem Fuße, wenn Sie sich fragen, wie Sie nach einem 10-stündigen Arbeitstag, nach dessen Beendigung Sie sich um die Familie und den Haushalt kümmern müssen, noch einkaufen, gesund und frisch kochen sollen. Und schon rutscht der Wunsch in weite Ferne. Daher ist es erforderlich, den Weg zu einem gewünschten Ergebnis in realistische, kleine und überschaubare Etappen einzuteilen. Ein weiterer wichtiger Punkt ist auch die Honorierung von kleinen Erfolgen, mögen sie auch objektiv winzig sein. Damit die hohen Ansprüche an die eigene Person nicht zum Fallstrick werden, sollten Sie immer wieder in regelmäßigen Abständen Ihre Ziele und Wünsche hinterfragen und ggf. Anpassungen vornehmen und mit Dankbarkeit auf Geleistetes reagieren.

Wie wäre es also, wenn der erste Schritt darin bestehen würde, dass Sie einmal im Monat eine selbstgekochte italienische Tomatensauce aus frischen Tomaten, Knoblauch, frischem Basilikum, Salz, Pfeffer und Olivenöl herstellen und diese in Schraubgläsern im Kühlschrank aufbewahren? Ein leckeres Rezept finden Sie unter *„6.3 Gesunde Ernährung und körperliche Fitness".*

Die kleinen Schritte auf ein bestimmtes Ziel sollen weder anstrengen noch erschöpfen, sondern genau das Gegenteil bewirken: inspirieren, energetisieren und Lust auf mehr machen. Das gesellschaftliche System, in dem wir leben, hat uns darauf konditioniert, schnelle Erfolge zu sehen, und belohnt uns, wenn wir eine bestimmte Leistung erbringen. In unserer Wahrnehmung der Realität hat das Endresultat immer eine wichtigere Rolle als die Schritte, die nötig sind, um zu diesem Ergebnis zu gelangen. Diese inkrementellen Schritte, die immer Teil einer Entwicklung sind, werden kaum beachtet, dabei liegt in ihnen bereits der Schlüssel zum Erfolg, denn jeder einzelne Schritt vermittelt uns Informationen, neue Erkenntnisse, Erlebnisse, Sinneseindrücke und die Motivation zum Weitermachen, sofern sie auf ein positives Ziel gerichtet sind.

Regeln zur schrittweisen Umsetzung gesetzter Ziele und Selbstmotivation

- Setzen Sie sich realistische Ziele, die sich in Ihren Alltag einbauen lassen und Ihren Lebensumständen entsprechen. Wenn Sie z. B. ein Couch-Potato sind, der seine Zeit lieber vor dem PC oder Fernseher verbringt, ist die Zielsetzung, ein Leistungssportler zu werden, anfänglich eher unrealistisch. Viel mehr bringt es Ihnen, wenn Sie sich zum Ziel setzen, mehr Zeit an der frischen Luft zu verbringen. Stellen Sie sich beispielsweise täglich für 15 Minuten mit nackten Füßen auf einen Rasen bzw. ungepflasterten Boden und erden Sie sich.

Die wundersame Kraft der Erdung

Sie haben vielleicht schon einmal gehört, dass ein elektrisches Gerät durch eine leitende Verbindung mit dem Erdboden verbunden ist und dies für gewöhnlich als Erdung bezeichnet wird. Alle Lebewesen auf diesem Planeten haben in ihren Körperzellen positive und negative Ladungsträger (besonders deutlich wird dies bei medizinischen Untersuchungen wie EKG (Elektrokardiogramm) und EEG (Elektroenzephalographie)). Auch der Erdboden verfügt über Protonen und Elektronen, wobei letztere in Bewegung sind und an die Umgebung abgegeben werden können und umgekehrt. Kommen unsere Fußsohlen mit dem Erdboden in Kontakt, findet ein Ladungsausgleich statt, welcher das Nervensystem entspannt und für alle Körperzellen gesund ist. Die durch normale chemische Zellreaktionen entstehenden sogenannten „freien Radikale", die in der Überzahl u. a. für viele Krankheiten, Entzündungen, Erschöpfung und den Alterungsprozess verantwortlich sind, beschädigen Körperzellen auf der Suche nach Elektronen, um sich wieder zu vervollständigen. Ist unser Körper mit dem Erdboden verbunden, neutralisieren sich die freien Radikale durch die im Boden enthaltenen negativen Elektronen.

- Teilen Sie den Weg zu Ihrem Ziel in kleine, überschaubare und nachvollziehbare Schritte ein. Starten Sie z. B. mit einem Spaziergang um Ihren Häuserblock. Steigern Sie die Länge des Laufens um täglich 5 Minuten, bis Sie die gewünschte Dauer erreicht haben.

- Halten Sie Ihre Erfolge schriftlich fest. In dem in diesem Buch vorgestellten Tagebuch notieren Sie Ihre Schritte und die positiven Erlebnisse. Haben Sie auf einem der Spaziergänge ein Eichhörnchen gesehen, das Ihren Weg kreuzte? Trafen Sie auf einen netten Nachbarn, mit dem Sie ein paar Minuten plauschten? Notieren Sie die Ideen und Eindrücke, die Ihnen zufallen.

- Lassen Sie sich von Rückschlägen nicht entmutigen. Sie waren zwei Tage in Folge nicht an der frischen Luft, obwohl Sie es sich vorgenommen haben? Setzen Sie sich nicht unter Druck. Lesen Sie in Ihrem Tagebuch nach, was Sie bereits in der Vergangenheit in Bezug auf Ihr Ziel geschafft haben. Beachten Sie die Fortschritte: Haben Sie Ihren Spaziergang in den nahe gelegenen Park verlegt? Fühlten Sie sich konzentrierter und erfrischter, als Sie heimkamen? Konnten Sie im Spiegel einen deutlich rosigeren Teint erkennen?

- Belohnen Sie sich. Gibt es ein kleines Ritual, welches Sie einführen können, um sich für Ihr Handeln zu belohnen? Bereiten Sie sich z. B. nach jedem erfolgreichen Spaziergang eine Tasse Tee zu oder lassen Sie den Tag in Ihrem Lieblingscafé bei einem Glas Apfelschorle ausklingen.

- Gestalten Sie Ihre Schritte interessant und werden Sie kreativ. Wenn es Ihr Ziel ist, mehr Zeit in der Natur zu verbringen, legen Sie sich ein paar bunte Gummistiefel und einen lustigen Regenschirm zu. Das motiviert, nicht aufzugeben.

Konzentrieren Sie sich darauf, im Hinblick auf Ihr persönliches Ziel, besser zu werden, und tappen Sie nicht in ein negatives Selbstbild, indem Sie sich einreden, Sie wären unsportlich oder unbeweglich, um beim oben genannten Beispiel der Bewegung zu bleiben. Es kann fast alles (er-) lernt werden! Mit jedem kleinen Schritt gehen Sie der Selbstfürsorge entgegen und handeln aktiv im Sinne der körperlichen und seelischen Wellness. In dem Moment, in dem Sie sich aufgrund der eigenen Handlung besser fühlen und die eigenen Bedürfnisse wahrnehmen, stärken Sie indirekt auch Ihr Selbstbewusstsein.

Depressionen überwinden, aber wie? Die 7 wichtigsten Erfolgsfaktoren

Flexibilität in schwierigen Situationen

Die Fähigkeit, flexibel zu sein und sich an Lebensumstände und -situationen anzupassen, ist wohl eine der wertvollsten Charaktereigenschaften, über die Sie in der heutigen Zeit verfügen können. Wer offen und reaktionsfähig bleibt, anstatt sich hinter festgefahrenen Glaubenssätzen, Verhaltensmustern und Überzeugungen zu verschanzen, dem eröffnen sich dank einer Sicht, die über den Tellerrand hinausgeht, Chancen, Möglichkeiten und neue Perspektiven. Flexibel zu sein bedeutet, sich unvoreingenommen neuen Ideen und Konzepten zu widmen, Neues zu lernen und Dinge auszuprobieren. Flexible Menschen denken in der Regel schneller, erfassen komplexe Situationen rascher und handeln ergebnisorientiert, wobei sich an kreativen Ideen und Wegen bedient wird. Der amerikanische Psychologe Steven Hayes (* 1948), Begründer der Akzeptanz- und Commitmenttherapie, sieht in der psychischen Flexibilität die Antwort auf eine Vielzahl von diagnostizierten Angststörungen. Offen zu denken und zu fühlen sei die Grundvoraussetzung für die Auseinandersetzung mit dem eigenen Leid und dem innerlich empfundenen Schmerz, um daran zu wachsen, Rückschlüsse auf einen Lebenssinn zu ziehen und dem Leben eine Bedeutung zu geben. Hayes empfiehlt, unangenehme Gedanken und Gefühle zuzulassen und das Leben nicht als ein Problem zu betrachten, für das eine schnelle Lösung gesucht wird, sondern vielmehr als einen Prozess, den es zu durchlaufen gilt, um Seelenfrieden zu finden und um tiefere Erkenntnisse zu gewinnen.

Wenn Sie vor einer Herausforderung stehen und, anstatt den Kopf in den Sand zu stecken, der Lage möglichst gelassen und mit einer offenen Geisteshaltung begegnen, eröffnen sich Ihnen viel mehr Lösungswege und möglichkeiten. Mit der nötigen Flexibilität können Sie viele neue Erfahrungen sammeln, neue Impulse setzen und jederzeit die Richtung ändern, wenn Ihnen etwas nicht zusagt. Rückschläge gehören zwangsläufig zum Leben dazu, denn aus ihnen ziehen wir die größte Lernerfahrung. Ohne Rückschläge wüssten wir nicht, was wir wollen und was wir nicht wollen, was zu uns passt und was uns überhaupt nicht entspricht. Es führt nicht nur ein Weg nach Rom und flexible Menschen wissen dies. Lassen Sie sich nicht entmutigen, wenn Sie während Ihrer Genesung einen Rückfall erleiden. Mit einem Ziel im Sinn und Beharrlichkeit und Ausdauer werden Sie langfristig Ihr gewünschtes Resultat erreichen.

Sehen Sie sich mit einer schwierigen Situation konfrontiert, können Ihnen die nachfolgenden Fragen helfen, nicht in eine negative Gedankenspirale zu kommen und, anstatt zu grübeln, Ihre Aufmerksamkeit in den aktuellen Moment zu lenken. Indem Sie die Antworten notieren, nehmen Sie eine Standortbestimmung durch und können die negativen Emotionen nach einer genauen Betrachtung leichter loslassen.

- Was ist gerade in diesem Moment so schwierig für mich?
- Wie gehe ich mit der Situation um? (Wie habe ich in der Vergangenheit auf ähnliche Situationen reagiert und wie würde ich eventuell gerne reagieren? Gab es Auslöser, die ich zukünftig vermeiden bzw. umgehen kann?)
- Ist meine Reaktion auf dieses Hindernis wirklich hilfreich?
- Falls nicht, bin ich in der Lage, die Situation so zu akzeptieren, wie sie ist? Kann ich meine Energie und Zeit sinnvoller einsetzen, um nach Umständen zu streben, die mir gefallen, mich stärken und unterstützen?

Checkliste:
Wie gut können Sie mit Niederlagen umgehen? (Je mehr Fragen Sie mit „Ja" beantworten, desto besser sind Sie für Pleiten gewappnet.)

1. Fehler sind menschlich und gehören zum Leben dazu.
2. Wenn ich Fehler mache, kann ich sie mir auch verzeihen.
3. Habe ich eine Niederlage erlitten, kann ich diese als Lektion annehmen und mich neuen Aufgaben widmen.
4. Probleme sind eine Herausforderung, denen ich mich stelle.
5. Ich denke nicht darüber nach, was andere in derselben Situation getan hätten.
6. Es ist mir nicht wichtig, was andere über mich denken.
7. Ich kenne meine Stärken.
8. Ich verfüge über ein natürliches Maß an Neugierde und möchte vieles ausprobieren, auch wenn ich mir noch nicht sicher bin, ob das Ergebnis positiv oder negativ sein wird.
9. Ich gehe gern Risiken ein.
10. Ich möchte mich im Leben weiterentwickeln.
11. Ich mache lieber Fehler, als in Stagnation zu verweilen.

POSITIVES SELBSTBILD UND SELBSTWIRKSAMKEIT

Möchten Sie persönlich erfolgreich sein und Ihre individuellen Ziele erreichen, ist ein positives Selbstbild unerlässlich, denn die Art und Weise, wie Sie sich selbst sehen und ob Sie sich akzeptieren, hat einen entscheidenden Einfluss darauf, wie und ob Sie Ihre Wünsche erreichen. Seine eigene Person in einem positiven Licht zu sehen bedeutet, authentisch zu sein, die eigenen Überzeugungen und Meinungen zu vertreten, sich nicht mit anderen zu vergleichen und sich nicht von negativen Gedanken und Gefühlen einschränken zu lassen. Das Selbstbild besteht aus einem Urteil über das eigene physische Erscheinungsbild, über die Fähigkeiten, Talente sowie Charakterzüge und formt am Ende ein starkes, mittleres oder schwaches Selbstbewusstsein. Unsere Erfahrungen und Gedanken auf unserem Lebensweg sind verantwortlich, wie wir uns selbst wahrnehmen und was wir von uns halten. Das Gute daran ist, dass sich ein einmal geformtes Selbstbild durch neue Eindrücke und Lebenserfahrungen verändern kann. Weitere Faktoren sind das gesellschaftliche und das kulturelle System, in welches wir eingebettet sind, und wie andere Menschen, mit denen wir in soziale Interaktion treten, uns wahrnehmen, aber auch, wie wir uns wünschen, dass unser Umfeld uns sieht.

Ein positives Selbstbild kann uns helfen, Herausforderungen aktiv anzugehen, mutig Entscheidungen zu treffen, Risiken einzugehen, neue Dinge zu probieren, stetig dazuzulernen und an den Aufgaben zu wachsen, während ein negatives Selbstbild zu Selbstzweifeln, Angst vor Versagen, zögerlicher Entscheidungsfreude und geistiger Unbeweglichkeit sowie Entscheidungsunfähigkeit führt. Hand in Hand geht das Selbstbewusstsein mit der Selbstwirksamkeit, also dem Vertrauen in die eigenen Fähigkeiten, Talente, Stärken und Kompetenzen. Je besser wir unsere Stärken und Schwächen kennen und auf unsere Fähigkeiten vertrauen, desto tatkräftiger sind wir in der Lage, Dinge in unserem Leben ins Rollen zu bringen. Doch ein starkes und gutes Selbstbild geht noch viel weiter, denn es hilft auch bei der Abgrenzung zum äußeren Umfeld und fordert von diesem ein, was uns zusteht, wie z. B. nötiger Respekt, angemessene Kommunikation und das Einhalten einer gesunden Distanzzone. Ein selbstbewusster Mensch kann mit den Höhen und Tiefen des Lebens leichter umgehen und lässt sich von Misserfolgen nicht zur Resignation verleiten, gleichzeitig legt dieser Vertrauen in seine sozialen Beziehungen und Verbindungen, pflegt eine offene Kommunikation, kann Lob mit Freude annehmen und geben, fordert Respekt ein, falls nötig, und kann klare Grenzen setzen, was insbesondere eine wichtige Formel ist bei Überforderung und dem Aufrechterhalten eines Energie- bzw. Gefühlsgleichgewichtes.

Das Bild von der eigenen Person begleitet uns das ganze Leben. Um es zu verändern und mit ihm zu arbeiten, ist ein gesundes Maß an Selbstreflexion und Mut nötig, sich der eigenen Vergangenheit bzw. Geschichte zu stellen. Denn nur, wer seine Denkmuster und unbewussten Verhaltensabläufe hinterfragt und auf Ursachenforschung geht, kann diese ggf. anpassen und so ein erfülltes und glückliches Leben führen. Die ersten Mosaiksteine als Basis des Selbstbildes werden in unserer Kindheit gelegt. Vom ersten Atemzug in dieser Welt bekommen wir ein Verständnis davon, wer wir sind, was wir können und wie unsere Bezugspersonen auf uns und unser Handeln reagieren. Es sind in der Regel unsere Eltern, die uns durch Ermutigung, Bestrafung, Kritik, Lob und Tadel, durch eine Vorbildfunktion, durch Erziehung, verbale und nonverbale Kommunikation lehren, ob wir unseren Fähigkeiten und Stärken vertrauen können oder diese negieren bzw. ablehnen.

Als Sie geboren wurden, empfanden Sie sich noch als vollkommene Einheit mit Ihrer Mutter, ab dem dritten Monat begann der aufregende Lernprozess Ihres Lebens. Zunächst erfuhren Sie, wie Ihr Verhalten mit einer besonderen Wirkung in Verbindung gebracht wurde, z. B. das Schreien mit der Nahrungsaufnahme oder das Greifen nach einem Gegenstand mit dem Anbieten desselben. Reaktionen Ihrer Mutter wurden als Spiegel wahrgenommen und es entwickelte sich langsam die eigene Körperwahrnehmung. Mit Beginn des zweiten Lebensjahres entwickelten Sie einen eigenen Willen und spürten zum ersten Mal Grenzen, die in Tränen und Enttäuschungen mündeten, wenn diese gesetzt wurden. Am Ende des zweiten Lebensjahres erkannten Sie in Ihrem Spiegelbild Ihr „Ich". Unsere Eigenständigkeit nimmt hier ihren Anfang. Ab dem dritten Lebensjahr stellt ein Kind einen Zusammenhang zwischen Ursache und Wirkung her, sieht aber als Ursache für ein Lob, einen Tadel, ein Verbot oder ein Schimpfen nur sich selbst, da der Kontext zur äußeren Welt noch nicht vorhanden ist.

Unschuldig und vollkommen in den Händen der Eltern haben wir als Kleinkind nur Grundbedürfnisse, wie Liebe, Ernährung und Schlaf. Es sind die ersten Lebensjahre zwischen 0 und 6, in denen positive und negative Erfahrungen unbewusst für die Zukunft – auf unserer „Festplatte" im Gehirn – abgespeichert werden. Hier wird der Grundstein gelegt für unsere spätere Entwicklungs- und Lernfähigkeit und das Selbstbild sowie die späteren sozialen Kompetenzen eines jeden Menschen.

Die schmerzlichen Erfahrungen in der frühkindlichen Phase haben im Kleinkind Ängste oder Widerstand gegen ähnliche Erlebnisse ausgelöst und es hat Schutz- und Abwehrmechanismen erlernt, um die Erlebnisse zu verkraften. Auch haben wir als kleine Kinder gelernt, wie wir uns zu verhalten haben, um diese Situationen zu vermeiden. Dabei wurde unter Umständen unsere Wahrnehmung unterdrückt bzw. wir haben unserem Bauchgefühl misstraut, es verleugnet oder als falsch angesehen und uns verstellt.

Jedes Kind hat das Bedürfnis, von den Eltern geliebt zu werden, und wenn im Laufe der persönlichen Entfaltung wiederholt Ablehnung, Strafe oder Kälte seitens der Bezugspersonen erfahren wird, wird das Bedürfnis langsam unterdrückt. *„Das ist eine unbewusst ablaufende Schutzfunktion im Gehirn"*, so Hirnforscher Gerald Hüther (* 1951). Der Neurologe erklärt, dass dieser Mechanismus, „Kohärenz" genannt, unerlässlich ist, damit das Gehirn und zwangsläufig der ganze Mensch am wenigsten Energie verbraucht. Dieser Zustand wird dann erreicht, wenn alle neurologischen und biologischen Vorgänge optimal zusammenpassen. Entsteht ein Konflikt zwischen dem Bedürfnis des Kindes nach Anerkennung und der Zurückweisung der Eltern, dann wird die Kohärenz gestört und dieser Zustand wird sehr schnell unbequem, weil die Nervenzellen des Gehirns anfangen, unkoordiniert zu feuern. Daraus folgt ein Unwohlsein und wir suchen nach einer Lösung. Ist die Lösung gefunden, wird die Gehirnchemie wieder kohärenter und es geht uns besser. Nicht selten besteht die Lösung in der wiederholten Herabsetzung der eigenen Persönlichkeit und seiner Bedürfnisse. Später werden die Erfahrungen durch soziale Bindungen in Kindergarten, Schule und Teenageralter ergänzt.

Hüther führt ferner aus, dass die vorab genannten neurologischen Prozesse dafür sorgen, dass wir gut in Familie und Gesellschaft eingegliedert werden, hineinpassen, auch auf die Gefahr hin, uns selbst zu verausgaben, keine Grenzen zu setzen und eigene Bedürfnisse zu missachten. Wir können an dieser Stelle nur vermuten, wie sehr es genau diesem Umstand zu verdanken ist, dass depressive Erkrankungen in westlichen Industrienationen weiter zunehmen, denn in diesem Gedankenmodell stellt niemand die Gretchenfrage: ob die Systeme, in denen wir leben, lebensbejahend und konstruktiv sind oder eher suppressiv und der biologisch-organischen Natur des Menschen in jeglicher Hinsicht widersprechen. Der Forscher ist überzeugt, dass keiner in diesem Zustand jemals wirklich glücklich ist, weil die immer wieder aufkeimenden Bedürfnisse mit einem hohen Energieaufwand im Gehirn weggedrückt werden. Die Betroffenen passen sich stets an die äußeren Lebensumstände an und durchlaufen keine individuelle Entfaltung. Sie haben wichtige Eigenschaften wie Lebensfreude, Spontanität, Leidenschaft und ein positives Selbstbild verloren. Um sich von diesen ungesunden Verhaltens- und Gefühlsmustern zu lösen, sollten wir wieder in Berührung mit den individuellen Bedürfnissen und Persönlichkeitsanteilen kommen. Mit Hilfe der Neuroplastizität, die Sie bereits kennengelernt haben, lässt sich dies durch etwas Übung bewerkstelligen.

Gesunde Beziehungen und soziale Unterstützung

Bei Menschen, die von depressiven Erkrankungen betroffen sind, berichtet jeder zweite von einem Gefühl tiefer Einsamkeit. Wer unter Depressionen leidet, durchlebt mögliche Phasen der Isolation und Abgeschiedenheit, manchmal bewusst herbeigeführt durch den Wunsch nach Rückzug oder aber, weil die Symptomatik der Erkrankung soziale Beziehungen belastet. 82 Prozent der von Depressionen betroffenen Menschen ziehen sich während ihrer Erkrankung komplett von anderen Personen zurück, bei den Gründen wird die Erschöpfung und Kraftlosigkeit mit 89 Prozent als Hauptfaktor genannt, gefolgt von Sehnsucht nach Ruhe mit 85 Prozent und dem Gefühl, eine Belastung für andere zu sein, mit 68 Prozent. *„Während der Krankheit fühlen sich Depressive auch im Kreise von Umwelt, Familie und Mitmenschen isoliert"*, erklärt Prof. Ulrich Hegerl (* 1953), Vorstandsvorsitzender der Stiftung Deutsche Depressionshilfe und Suizidprävention, da Gefühle wie Verbundenheit, Empathie und Liebe stark eingeschränkt werden können. 82 Prozent der Erkrankten finden trotz allem Unterstützung im Familien- und Freundeskreis, wobei erwähnenswert ist, dass 81 Prozent von Freunden und der Familie zur professionellen Hilfe ermuntert werden und der Großteil der Erkrankten Unterstützung, Hilfe und Verständnis erfährt.

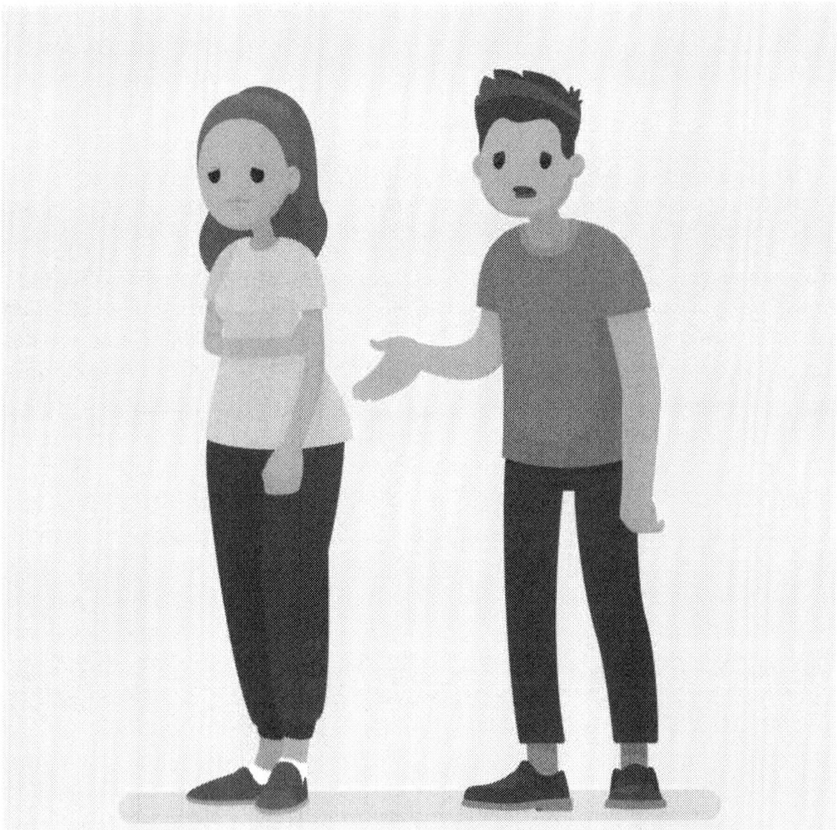

Damit Freundschaften auf Dauer funktionieren, sind gegenseitiger Respekt, Unterstützung, Verlässlichkeit und Empathie nötig. Manchmal müssen wir auch ein wenig selbstlos sein, um für den Freund oder die Freundin da zu sein. Wenn wir nun selbst völlig mit unserem Krankheitsbild beschäftigt sind, uns leer und kraftlos fühlen, wir uns lieber in die vier Wände zurückziehen und keine Lust haben, Anrufe zu beantworten, wie sollen wir dann unsere Freundschaften pflegen und noch dazu Sorge tragen, dass diese nicht in die Brüche gehen? Hier kann nur die Offenheit im Umgang mit der Erkrankung genannt werden. Nahestehende Personen in Ihrem Umfeld sollten darüber informiert sein, wie es Ihnen geht und was Sie durchmachen. Eine offene Kommunikation ist der erste Schritt und je nach Schwere der Erkrankung können klare Abmachungen die Freundschaften auch durch diese Zeit retten. Je ehrlicher Sie Ihre Bedürfnisse verbalisieren, desto besser kann Ihr Umfeld darauf reagieren.

Echte Freundschaften überstehen auch schwierige Zeiten. Wer durch depressive Lebensphasen geht, versteht, wie wichtig das Haushalten mit der eigenen Energie und Aufmerksamkeit ist. Sie sollten insbesondere darauf achten, sich nicht mit energieraubenden Personen abzugeben, die Ihren Zustand mehr verschlimmern, als dass sie eine Unterstützung darstellen. Energieräuber erkennen Sie an fehlender Empathie und fehlendem Verständnis für Ihre Situation, an dauerhaften Monologen über die eigenen Probleme und Gedanken, an keinem Interesse und keinen Rückfragen in einem Gespräch über Ihren Standpunkt und an dem „fishing for compliments“, also dem Suchen und Herausfordern von Bestätigung und Bewunderung in einer Unterhaltung. Ein Energieräuber ignoriert die verbalen und nonverbalen Signale seines Gesprächspartners völlig und nutzt die Aufmerksamkeit seines Gegenübers aus, um sich eine Bühne für die eigenen Bedürfnisse zu schaffen. Eine Kommunikation ist immer einseitig und lässt Sie ausgelaugt und mit schlechtem Gefühl zurück. Während die wahren Freunde möchten, dass es Ihnen gut geht, sind die negativen Freunde nur darauf bedacht, dass es ihnen selbst an nichts mangelt.

Prof. Beate Ditzen von der Universität Heidelberg erforscht die Auswirkungen sozialer Verbundenheit auf Psyche und Körper und betont, wie wichtig es ist, stabile soziale Verbindungen zu pflegen. Viele internationale Studien belegen, dass Menschen mit einem sozialen Rückhalt länger leben, ein stärkeres Immunsystem haben, weniger anfällig für chronische Krankheiten sind und insgesamt glücklicher leben. In einem Verbund, einer Gemeinschaft, Gruppe, Familie, einem Clan oder einer Organisation, begreifen wir uns als ein Teil des Ganzen, erfahren Zugehörigkeit, Geborgenheit, Unterstützung, Anteilnahme und Sympathie, Empathie und Liebe. Teil eines Netzwerkes zu sein bedeutet auch, dass wir durch die Gemeinschaft gehalten werden, Stabilität erfahren und zu persönlicher Stärke gelangen.

Emotionale Intelligenz und Selbstregulation

Emotional intelligent zu sein bedeutet, seine eigenen wie auch die Gefühle anderer zu registrieren, korrekt zu deuten und auf sie Einfluss zu nehmen. Der amerikanische Psychologe Daniel Goleman (* 1946) schrieb 1995 ein Buch mit dem Titel *„EQ. Emotionale Intelligenz"* und machte den Begriff für die Therapie und Persönlichkeitsentwicklung salonfähig. Die emotionale Intelligenz besteht aus fünf Ankerpunkten und ist der Garant für persönliche Stärke, Selbstbewusstsein und Resilienz, also die Fähigkeit, mit Stress, Krisen und herausfordernden Situationen gut umgehen zu können:

• Empathie: andere verstehen und die Kompetenz, sich in ihre Lage hineinzuversetzen, mitzufühlen und nachzuempfinden.

• Selbstwahrnehmung: Schwächen und Stärken können realistisch eingeschätzt und benannt werden.

• Selbstregulation: Seine Emotionen zu regulieren bedeutet, in stressigen Situationen nicht impulsiv und unkontrolliert zu handeln und negativen Emotionen freien Lauf zu lassen.

Beispiel:
Sie fahren Ihre Kinder in den Kindergarten und auf dem Weg wird Ihnen die Vorfahrt genommen. Innerlich sind Sie am Explodieren und möchten den Fahrer des Wagens mit allerlei Titeln und Handzeichen beleidigen, nehmen sich aber zusammen, da diese Reaktion in diesem Moment nicht adäquat erscheint.

• Motivation: Trotz Niederlagen können Sie sich für Dinge begeistern und mit Leidenschaft Ihren Interessen nachgehen.

• Soziale Kompetenzen: Damit ist ein sehr großer Bereich an persönlichen Fähigkeiten gemeint, der die soziale Interaktion mit anderen Menschen erleichtert, fördert und positiv beeinflusst. Zu sozialen Kompetenzen gehören z. B. gute Kommunikationsfähigkeit, Einfühlungsvermögen, Teamfähigkeit, Humor, Hilfsbereitschaft, Kompromissbereitschaft, die Fähigkeit, zu verzeihen, Eigeninitiative, Begeisterungsfähigkeit, Flexibilität, Charisma, Geduld etc.

Jeder Mensch verfügt über emotionale Intelligenz, die Ausprägung ist jedoch sehr stark abhängig von genetischen Vorprägungen und Kindheitserfahrungen. Während die einen unter Druck stets zum Ruhepol werden und einen kühlen Kopf bewahren, verlieren sich andere in einem cholerischen Anfall. Auch die emotionale Intelligenz entwickelt sich im Laufe des Lebens weiter und kann verbessert werden, wenn Sie bereit sind, Ihre Lebensumstände zu betrachten, sie zu verstehen und bei Bedarf Verhaltensänderungen zuzulassen.

Beispiel:
Wenn Sie dazu neigen, in Stresssituationen zu brüllen, wäre der erste Schritt, herauszufinden, welche Auslöser dafür verantwortlich sind und ob es ein wiederholtes Muster gibt. Vielleicht werden Sie immer laut, wenn Sie sich hilflos und unvorbereitet mit Problemen konfrontiert sehen. Betrachten Sie auch die Vergangenheit. Gab es in Ihrem Elternhaus wiederholt Situationen, in denen Ihre kindlichen Pläne spontan zunichtegemacht und Sie ungefragt mit Verantwortung beladen wurden? Als Nächstes suchen Sie sich Möglichkeiten, die stressauslösenden Faktoren zu bewältigen. Treten unvorbereitet Probleme auf, könnten Sie z. B. dazu übergehen, ein paar Male tief durchzuatmen oder für einen Moment Abstand zu suchen, indem Sie die Situation verlassen. Wenn Sie zurückkehren, haben Sie das Bedürfnis, zu brüllen, entweder abgelegt oder erfolgreich unterdrückt.

Emotionale Intelligenz kann durch wiederholte Anwendung der oben genannten Anker trainiert werden. Dazu ist es erforderlich, sich als Ausgangspunkt mit sich selbst auseinanderzusetzen. Je weniger Sie sich selbst verstehen oder je mehr Sie ein falsches Bild von sich haben, desto weniger können Sie auf andere Menschen zugehen und in eine wertvolle, bereichernde und stärkende Bindung gehen.

- Haben Sie Ziele im Leben oder eine Vorstellung davon, was Sie bis zum Ende Ihres Lebens erreicht haben möchten?
- Auf welche Erfahrungen und Erinnerungen möchten Sie an Ihrem Lebensabend zurückblicken?
- Mit welchen Menschen möchten Sie sich umgeben?
- Notieren Sie, ohne lange darüber nachzudenken, drei Freizeitbeschäftigungen, denen Sie gerne nachgehen.
- Notieren Sie, ohne lange darüber nachzudenken, drei Charaktereigenschaften, die Sie an Ihren engsten Freunden und Familienmitgliedern am meisten schätzen.
- Notieren Sie, ohne lange darüber nachzudenken, die drei wichtigsten Faktoren, die in Ihrer Beziehung/Ehe/Partnerschaft eine Rolle spielen sollten.
- Notieren Sie Ihre drei wichtigsten Talente und drei Schwächen.
- Wie möchten Sie leben? Bevorzugen Sie die Stadt oder ein ländliches Gebiet, lieben Sie ein modernes Appartement oder ein altes Bauernhaus?

- Was erfüllt Sie mit echter Leidenschaft? Wofür können Sie echte Begeisterung empfinden?
- Was ruft in Ihnen Gefühle der Nostalgie hervor? Welche Erinnerungen an Ihre persönliche oder historische Vergangenheit erfüllt Sie mit Wohlgefallen?
- Welche Dinge können Sie genießen? Ist es eine körperliche Empfindung, z. B. eine Massage, zwischenmenschlicher Hautkontakt, Essen oder Getränke, Lachen beim Ansehen einer Komödie oder eine geistige Empfindung, z. B. das Betrachten eines Kunstwerks, das Lesen eines Buches, die Erforschung eines unbekannten Ortes?
- Was erfüllt Sie mit negativen Emotionen? Benennen Sie drei Charaktereigenschaften, die Ihnen zuwider sind. Benennen Sie drei Orte, an denen Sie sich unwohl fühlen. Benennen Sie drei Freizeitbeschäftigungen, die Ihnen überhaupt nicht gefallen.
- Welche Dinge schieben Sie in der Regel immer auf die lange Bank? Was erfüllt Sie mit Unbehagen, wenn Sie daran denken?
- Was waren die wichtigsten drei Personen in Ihrer Kindheit, die Sie aufrichtig liebten? Was hat diese Menschen so besonders gemacht?
- Welche drei Personen aus Ihrer Kindheit mochten Sie überhaupt nicht und warum nicht?
- Stellen Sie sich vor, Sie gewinnen den Jackpot von 35 Millionen Euro im Euro-Lotto. Was sind die ersten drei Dinge, die Sie tun würden, und warum würden Sie diese tun?

Pflegen Sie soziale Kontakte! Beobachten Sie andere Menschen und treten Sie mit Ihnen in Kontakt. Ein paar Ideen haben Sie bereits kennengelernt. Es spielt keine Rolle, ob es sich anfänglich nur um Smalltalk, kurze Wortwechsel oder intensive Unterhaltungen handelt, wichtig ist, dass Sie spüren, wie andere Menschen auf Sie reagieren. Mit jedem netten, flüchtig-positiven oder nachhaltigen Erlebnis wächst Ihre emotionale Intelligenz. Öffnen Sie sich für Verbesserungsvorschläge und akzeptieren Sie Kritik. Ob diese berechtigt ist oder nicht, unterliegt Ihrer alleinigen Bewertung. Die Tatsache, dass Sie bereit sind, sich selbst im Hinblick auf die Kritikpunkte zu überprüfen, steigert Ihre Fähigkeit für eine objektive Selbstwahrnehmung. Lassen Sie Emotionen zu und geben Sie Ihnen Raum. Nehmen Sie sich einen Moment Zeit und hinterfragen Sie insbesondere negative Gefühle:

- Was genau fühle ich?
- Gibt es Bereiche meines Körpers, in denen der Nachklang besonders spürbar ist?
- Was ist die Ursache?
- Welche Reaktion meiner Mitmenschen würde mir jetzt besonders helfen oder meinen Eindruck lindern?

Indem Sie Ihre eigenen Gemütsbewegungen verstehen, können Sie auch die Ihrer Mitmenschen nachvollziehen und erlangen das wichtigste Werkzeug für Empathie.

Bewahren Sie in kritischen Lagen Ruhe! Diese Art der Selbstregulation ist einfacher gesagt als getan, da wir die meiste Zeit des Tages auf Autopilot geschaltet und selten achtsam im „Hier und Jetzt“ anwesend sind. Wenn Sie lernen, einen kühlen Kopf zu bewahren, sehen Sie Ärger und Stress gelassener ins Auge und können überlegt reagieren.

Optimismus und positive Denkmuster

In schwierigen Zeiten Hoffnung zu bewahren, ist der Motor, der uns antreibt, durchzuhalten und motiviert zu bleiben, die Zähne zusammenzubeißen und dunkle Phasen zu überstehen. Wer keine Hoffnung hat, gibt auf. Wir hoffen auf eine gute Zukunft, auf ein schönes Endergebnis, auf eine unerwartete Wendung, auf das Einschreiten göttlicher Kräfte, auf die rettende Idee, unsere Kreativität, auf ein Wunder, auf schönes Wetter und darauf, dass am Ende doch noch alles gut wird. Positiv zu denken bedeutet nicht, die negativen Dinge auszublenden, sie schönzureden oder herunterzuspielen. Es geht vielmehr darum, seinen Fokus von den belastenden Dingen abzuwenden und sich an den guten Dingen zu orientieren und nach diesen zu streben.

Warum ist dies wichtig?

Weil die Art, wie wir Dinge beobachten bzw. erwarten, die Wirklichkeit beeinflusst. Seit mehr als zwei Jahrzehnten sind die gewonnenen Erkenntnisse des sogenannten „Doppelspaltexperimentes“ des Weizmann-Instituts in Israel von 1998 Gegenstand und Inspiration zahlreicher spiritueller, geistiger, wissenschaftlicher und mentaler Ratgeber, obwohl der erste Versuch bereits 1802 von Thomas Young durchgeführt wurde und eine Grundlage der Elementarphysik bildet. Dieses Experiment aus der Quantenmechanik hat eindeutig gezeigt, dass der Einfluss eines Beobachters das Forschungsergebnis in vielerlei Hinsicht beeinflussen kann.

Werner Heisenberg (1901–1976), ein Pionier der Quantenmechanik, hat seine Schlussfolgerungen wie folgt zusammengefasst: Dinge sind erst real, wenn sie beobachtet werden. Eine objektive, reale Welt existiert insofern nicht, als sie eines Beobachters bedarf. Eine Ahnung davon, dass Bewusstsein Materie beeinflusst, erhielten eine Reihe von Wissenschaftlern, wie beispielsweise Nils Bohr, Max Planck, Wolfgang Pauli, Erwin Schrödinger, John Wheeler und Roger Penrose, die sich seit Anfang des 19. Jahrhunderts mit dem Doppelspaltexperiment in verschiedenen Variationen beschäftigten. Dabei wurde nachgewiesen, dass Bewusstsein bzw. Beobachtung die Eigenschaft von Photonen beeinflusst. Dieser Sachverhalt ist als sogenannter Beobachter-Effekt bekannt.

Photonen können in ihrer natürlichen Erscheinungsform als Wellen oder Teilchen auftreten. Ihr Verhalten richtet sich danach, ob sie dabei beobachtet werden oder nicht. Rein nach physikalischen Gesetzen war dies nicht zu erwarten und stellte bei der erstmaligen Entdeckung die Wissenschaft vor eine neue Herausforderung. Die Erkenntnis betrifft Photonen (Lichtteilchen), aber auch Quantenteilchen (Materieteilchen) wie Elektronen, Protonen und ganze Atome. Die Versuchsergebnisse der Quantenphysik sprechen eindeutig gegen eine objektive Realität, die unabhängig von uns Menschen existiert. Das Bild, welches Sie über sich selbst und die Welt haben, zeigt sich also in der externen Erscheinungsform.

Wenn Sie ein optimistisch denkender Mensch sind und Ihre Erwartung auf ein Ziel gerichtet ist, ist die Wahrscheinlichkeit, dass die Sache positiv ausgeht, höher, als wenn Sie negativ denken. Optimisten leben glücklicher, bleiben am Ball, lassen sich nicht unterkriegen, haben ein hohes Selbstwertgefühl, sind weniger stressanfällig, haben ein besseres Immunsystem, eine höhere Lebenserwartung und sind offen für Veränderungen.

Denkmuster werden in der Kindheit angelegt und bis ins junge Erwachsenenalter geformt. Durch viele Faktoren wie Erziehung, Umgebung, kulturelle Prägung, moralische Werte, aber auch durch Genetik und die Art, wie unser Gehirn Informationen verarbeitet, werden geistige Vorlagen erstellt, die dafür sorgen, dass bewusst oder unbewusst Impulse und Aktionen in einer bestimmten Reihenfolge verarbeitet und gedeutet werden. Gedanken und Bewertungen werden gedanklich abgespult und beeinflussen dadurch indirekt das Verhalten und die Gefühle eines Menschen. Da negative Denkmuster zu negativen Emotionen führen, ist es wichtig, diese zu identifizieren und, wenn sie unbewusst ablaufen, sich ihrer bewusst zu werden. Denn nur dann, wenn wir sie ans Tageslicht holen, können wir an ihnen arbeiten und sie verändern. Um eine Denkvorlage zu erkennen, die es wert ist, genauer unter die Lupe genommen zu werden, erfordert es etwas Aufmerksamkeit, dennoch gibt es Hinweise, die auf ein Denkmuster deuten. Wenn Sie in ähnlichen Situationen immer wieder dieselben Gedanken haben und sich stets in gleicher Weise verhalten, liegt mit hoher Wahrscheinlichkeit ein Denkmuster zugrunde. Handelt jemand automatisch und unbewusst in bestimmten Situationen in wiederholter Manier, ist auch hier ein Denkmuster verantwortlich. Hat ein Mensch Schwierigkeiten, Ideen und Standpunkte von anderen zu akzeptieren, handelt es sich vermutlich um ein anerzogenes Denkmuster und auch heftige emotionale Reaktionen auf ähnliche Situationen deuten auf ein Denkmuster hin. Damit diese uns nicht in der persönlichen Entwicklung behindern und sabotieren, ist es wichtig, negative Gedankenmodelle zu erkennen, mit Fakten und der Realität abzugleichen und ggf. zu widerlegen und durch positive Muster zu ersetzen. Schritt für Schritt können wir so Denken und Handeln beeinflussen, zum Positiven verändern und ausgeglichener und glücklicher leben. Es ist nicht notwendig, alle seine Denkmuster zu hinterfragen, aber zumindest diejenigen, die regelmäßig zu Frust, Ärger, Selbstsabotage, mangelndem Selbstbewusstsein, Scheitern, Traurigkeit und sonstigen unguten Empfindungen führen.

Beobachten Sie sich über einen gewissen Zeitraum und machen Sie eine Liste mit negativen Glaubenssätzen, die Sie über den Tag denken, die Ihnen in den Sinn kommen und welche Sie unbewusst laut aussprechen. Formulieren Sie diese in positiver Art und Weise um und sagen Sie sich diese positiven Sätze mehrmals täglich. Hilfreich ist es, wenn Sie sich diese auf Zettel schreiben und diese in Ihrer Wohnung verteilen.

Beispiele:

- Ich bin hässlich/dick/dünn etc. (Ich entspreche vielleicht nicht dem gängigen Schönheitsideal, ich habe dafür andere einzigartige Eigenschaften. Ich bin gut so, wie ich bin.)
- Ich werde das sowieso nicht schaffen. (Wenn ich mich anstrenge, schaffe ich alles, was ich möchte.)
- Ich habe es nicht verdient, erfolgreich und glücklich zu sein. (Ich habe es verdient, erfolgreich und glücklich zu sein.)
- Ich bin schwach und hilflos und kann nichts verändern. (Ich bin stark und kann, wenn ich will, alles verändern.)
- Niemand liebt mich. (Ich bin liebenswert und es gibt Menschen, die das genauso sehen.)
- Ich bin nicht gut genug. (Ich reiche vollkommen aus, auch wenn ich nicht perfekt bin. Niemand ist das.)
- Ich werde nie Erfolg haben. (Ich bin lernfähig und habe viele Kompetenzen, die ich gewinnbringend einsetzen kann.)
- Das klappt ja eh nicht. (Ich kann es versuchen und mein Bestes geben. Versuch macht klug.)

Gute Problemlösungsfähigkeiten

Die Fähigkeit, seine Probleme gut zu lösen, besteht aus drei Schritten:

- Das Hindernis wird erkannt.
- Das Problem wird analysiert.
- Das Problem wird bewältigt, indem sich Strategien zur Lösung überlegt und diese zur Anwendung gebracht werden.

Wie erfolgreich Sie bei der Lösung eines Problems sind, ist abhängig von einem Zusammenspiel persönlicher und sozialer Kompetenzen, wie z. B. emotionaler Intelligenz, Selbstregulation, Selbstbewusstsein, lösungs- und zielgerichtetem Handeln, Kompromissbereitschaft und einem sinnvollen Krisenmanagement. Es ist hilfreich, weitreichende Zusammenhänge und komplexe Sachverhalte zu erfassen und sein Denken in strukturierte Bahnen zu lenken. Vielleicht haben Sie bereits einmal eine Situation erlebt, beispielsweise an Ihrem Arbeitsplatz, in der ein Problem auftrat und es Kollegen gab, die die Ärmel hochkrempelten und sich sofort aktiv der Lösung widmeten, während andere sich mit komplett anderen Dingen, die mit dem Problem gar nichts zu tun hatten, beschäftigten und wieder andere erst einmal mit Abwesenheit glänzten und einen Kaffee tranken oder eine Zigarette rauchten. Wer in einer Krise wie ein kopfloses Huhn herumläuft, beschäftigt sich womöglich mit Dingen, die nicht hilfreich sind und wenig zur Konfliktlösung beitragen.

- Hindernisse und Schwierigkeiten sollten genau analysiert werden. Dazu ist es wichtig, sie aus mehreren Perspektiven zu betrachten, um zu erkennen, was nötig ist, um eine Erleichterung zu erreichen. Bemühen Sie sich um Objektivität und emotionalen Abstand.
- Es sollten Vergleiche zu vergangenen Situationen gezogen werden, um nach Strategien zu suchen, die bereits erfolgreich funktioniert haben.
- Neue Methoden und Wege sollten in Erwägung gezogen werden. Dazu ist es wichtig, auch aktuelle Ergebnisse aus Forschung und Gesellschaftsentwicklung einzubeziehen. Das Rad muss nicht immer neu erfunden werden. Vielleicht gab es bereits vor Ihnen Menschen, die sich erfolgreich einer Problemlösung gestellt und Verfahren für die Allgemeingültigkeit entwickelt haben.
- Nutzen Sie Ihre persönliche Kreativität zur Lösung eines Problems. Nur weil Sie bestimmte Strategien noch nie probiert haben, sollte es Sie nicht davon abhalten, sie anzuwenden.
- Lassen Sie los und setzen Sie sich nicht unter Druck. Die besten Ideen entstehen in einem entspannten und freien Geist. Wenn Sie Tag und Nacht über ein Problem brüten und eine Lösung erzwingen wollen, werden Sie zu keinem guten Ergebnis kommen. Machen Sie eine Pause! Gehen Sie einer freudigen Tätigkeit nach oder machen Sie einen Spaziergang.
- Sollten bei der Problembewältigung Misserfolge auftreten, werfen Sie nicht gleich das Handtuch, sondern lernen Sie aus gemachten Fehlern. Versuchen Sie es weiter und denken Sie positiv. Der nächste Versuch gelingt.
- Bitten Sie andere Menschen um Hilfe. Sie müssen nicht alles alleine bewältigen. Mit Unterstützung fühlen Sie sich gestärkt und wenn Sie Probleme unter Umständen sogar an andere delegieren können, bringt Ihnen das zeitliche und seelische Erleichterung. Oft halsen wir uns Dinge auf, deren zusätzliche Erledigung eine Belastung darstellen. Indem Sie sich externe, professionelle, kollegiale, familiäre oder kostenpflichtige Hilfe suchen, entlasten Sie Ihren Körper und Geist.
- Problembewältigungsstrategien sollten immer örtlich und zeitlich verfügbar, machbar und realistisch sein. Wenn z. B. ein großer Schuldenberg über Ihnen droht, zusammenzubrechen, ist es wenig hilfreich, von einem Lottogewinn als Lösung zu träumen. Vielmehr sollten Sie eine nahe gelegene Schuldenberatung aufsuchen und sich dort informieren.

• Handelt es sich um eine größere Problemstellung, teilen Sie den Lösungsweg in Etappen ein. Die alleinige Betrachtung des Wunschzieles könnte dazu führen, dass Sie sich überwältigt fühlen. Dazu ist es notwendig, sich Teilziele zu setzen. Wenn Sie z. B. nur Ihre Gesamtschuldensumme betrachten, um das o. g. Beispiel aufzugreifen, fühlen Sie sich macht- und hilflos. Teilen Sie jedoch das Erreichen Ihres Zieles in Etappen ein, z. B. in das Auflösen von unnötigen Versicherungs- und sonstigen Beitragszahlungen, die Kündigung von fest angelegten Geldern, die Überlegung zum Verkauf von Besitztümern, die Suche nach einem Nebenjob, die Vereinbarung von Ratenzahlungen etc., werden Sie aktiv, verlassen die Opferrolle und zeigen Selbstverantwortung.

• Um analytisch zu denken, ist es wichtig, logische Schlussfolgerungen zu ziehen. Dazu ist es hilfreich, Pläne und Strategien im Kopf einmal durchzuspielen. „Wenn ich dies mache, passiert vermutlich jenes." Entscheidungen können nur getroffen werden aufgrund der Informationen, die verfügbar sind. Ein gutes Allgemeinwissen und die Bereitschaft, sich notwendige Informationen zu verschaffen, hilft einer methodischen Problemlösung.

• Nehmen Sie sich Zeit zur Problembewältigung. Überstürzte und chaotische Aktionen sind meistens kontraproduktiv. Allerdings sollte dies nicht bedeuten, eine „Aufschieberitis" zu pflegen. Ein Problem, das unnötig vor sich hergeschoben wird, kann zusätzlich Stress und Belastung bedeuten.

• Setzen Sie Prioritäten. Sehen Sie sich einer Anzahl von Schwierigkeiten gegenüber, hilft es, wichtige Probleme von unwichtigen zu trennen. Manchmal ist der Lauf der Zeit auf Ihrer Seite und kleinere Hindernisse verschwinden von selbst.

• Um eine Strategie zu entwickeln, sollten Sie zunächst ein genaues Bild davon haben, wie das gewünschte Endergebnis aussehen soll. Die nächste Überlegung sollte sein, welche eigenen Talente, Fähigkeiten und Kompetenzen für die Erreichung förderlich sind. Stehen Schwächen einer aktiven Problemlösung im Wege, suchen Sie Hilfe. Legen Sie sich einen Plan zurecht, den Sie verfolgen können. Bleiben Sie dabei offen, diesen jederzeit an veränderte Umstände und Rückschläge anzupassen, und bewerten Sie auftretende Fortschritte.

• Bleiben Sie flexibel und legen Sie sich nicht allzu schnell nur auf eine mögliche Lösung fest. Eine Alternative im Hinterkopf zu haben, entlastet und gibt Sicherheit. Der gute alte „Plan B" hat schon so manche Krise gemeistert. Es kann vorkommen, dass wir uns aufgrund von Zeitmangel, finanziellen Aspekten, mangelnder Motivation und Desinteresse für den schnellsten Weg entscheiden, der allerdings nicht immer der Beste ist. Oft ergreifen wir das erste Angebot, die erste Option und die erste Idee, die unseren Weg kreuzt, ohne dass wir uns nach besseren Alternativen umsehen.

Sinnfindung und Lebenszweck

Wenn Sie sich auf Ihrem Genesungsweg rein auf die symptomatische Behandlung und Betrachtung der Depression fokussieren, vielleicht mit dem Wunsch, alsbald wie möglich „wieder zu funktionieren", um sich in gesellschaftliche Strukturen, wie z. B. die Arbeitswelt, eingliedern zu können, könnte dies ein langer Prozess werden. Wenn Sie bereits an einer Rehabilitationsmaßnahme teilnehmen durften und mit anderen Kurteilnehmern ins Gespräch gekommen sind, wissen Sie, dass sich dort viele Personen zum zweiten, dritten, vierten oder jährlichen Aufenthalt einfinden. Wer in einer Kur Erleichterung findet, sich aber kurz darauf wieder in alte Strukturen begibt, ohne Änderungen im Alltag oder der Lebensführung vorzunehmen, wird unter Umständen danach erneut unter Depressionen leiden. Eine Erkrankung hat immer eine Botschaft. Ganzheitlich betrachtet ist eine depressive Erkrankung das Symptom einer Unterdrückung der eigenen Lebensenergie über einen längeren Zeitraum hinweg.

Welche Faktoren Sie unterdrückt und zu Ihrem Krankheitsbild beigetragen haben, können sehr unterschiedlich sein. Es kann der Wunsch nach Eigenständigkeit, Selbstverwirklichung, nach Zugehörigkeit und Liebe, nach Entwicklung oder nach dem Ausdruck Ihrer Berufung sein. Nur wenn Sie Ihre Talente, Neigungen und Fähigkeiten authentisch ausleben können, werden Sie ein zufriedenes, glückliches und ausgefülltes Leben führen. Wer sich fremd bestimmen lässt, immer auf Nummer sicher geht, in einer lieblosen Beziehung oder in ständiger Monotonie lebt und etliche Stunden täglich einer Arbeit nachgeht, die weder Spaß macht noch die eigenen Talente fördert, unterdrückt sein Potenzial und damit sein Lebensgeschenk. Sie sind dazu aufgerufen, wieder in Kontakt mit sich selbst zu kommen.

Dem eigenen Leben einen Sinn zu geben ist eine Sache, danach zu suchen, eine andere. Haben Sie sich jemals gefragt, „Wo komme ich her?", „Wo gehe ich hin?" und „Warum bin ich hier?"? Glauben Sie, dass Ihre Existenz durch eine zufällige Anhäufung von Zellen und vermeintlich unorganisierter biochemischer Prozesse im Moment Ihrer Zeugung entstanden ist? Was der Welt als Evolutionstheorie verkauft wird, vermittelt dem Gläubigen ein Selbstbild, welches die Bedeutung des physischen und geistigen Körpers vollkommen herabsetzt und ein Minderwertigkeitsgefühl erzeugt, welches sich tief in das Kollektivbewusstsein unserer Gesellschaft eingegraben hat.

Von der Antike bis zum 16. Jahrhundert existierte ein geozentrisches Weltbild, welches die Erde und die auf ihr lebenden Menschen als Zentrum allen Seins betrachtete – ausgestattet mit entsprechender „Macht" und „Schöpferkraft", um die Materie durch geistige Fähigkeiten und das Wissen der Naturgesetze zu beeinflussen. Das neue Paradigma, welches das geozentrische Verständnis ablöste und bis heute Gültigkeit besitzt, wurde von Nikolaus Kopernikus (1473–1543) und später im 17. Jahrhundert von Johannes Kepler

(1571–1630) und Isaac Newton (1643–1727) eingeläutet. Dieses, als heliozentrisches Weltbild bekannt, begann mit der Definition von Planetenbewegungen und Umlaufbahnen der Himmelskörper und einer Begründung der klassischen Mechanik. Aristoteles, Archimedes und Pythagoras besaßen bereits im antiken Griechenland Wissen um die Planetenbewegungen und Naturgesetze und -zyklen, es war also keinesfalls ein wissenschaftlicher Durchbruch. Allerdings wurde der Mensch in der Antike als Teil des großen Ganzen angesehen. Und genau hier liegt der „Hase im Pfeffer". Durch die gesamte Geschichte der letzten zweitausend Jahre nahmen die Vatikanischen Konzile wesentlichen Einfluss auf die installierten Weltbilder und die damit verbundene Lebensphilosophie der Gesellschaft. Ein unzulängliches, unvollständiges, von sich und einer göttlichen oder spirituellen Instanz abgetrenntes Mangelwesen war genau das, was sich die Machthaber wünschten und heute noch wünschen. Diese philosophische Betrachtungsweise, die sich in einem Zeitgeist bzw. „Trend" manifestiert, führt in der materiellen Welt genau in die Abhängigkeit von äußeren Instanzen, zu einer mangelnden Selbstverantwortung und einer Abwesenheit von Achtsamkeit und Bewusstheit für den eigenen Körper und Geist.

Antike Völker und unsere Urahnen legten ein Menschenbild zugrunde, welches mystische, spirituelle und kosmische Energien und Zyklen sowie die Heilkräfte der Natur in sich vereint. Heute beschäftigen sich einige Fraktionen aus Umweltmedizinern und Psychologen mit dem Menschen als biopsychosoziales Wesen, wobei Erkenntnisse aus Psychologie, Soziologie, Ethnologie und der allgemeinen Anthropologie mit der Beurteilung verschiedener Krankheitsbilder herangezogen werden. Schlussfolgerungen mit aktiven Vorschlägen zu Änderungen gesellschaftlicher Strukturen sind damit jedoch (noch nicht) verbunden. Psychosomatische Medizin und alternative Heilmethoden stellen nach wie vor ein Stiefkind der Schulmedizin dar und werden an deutschen Universitäten weder gelehrt noch als eigenständiges Thema behandelt.

Dem Leben einen Zweck und Sinn zu verleihen, lässt wissen und spüren, dass unsere Existenz von Bedeutung ist, dass wir Teil eines großen Ganzen sind und eine individuelle Bestimmung haben. Es ist das unumstößliche Urvertrauen in eine höhere Macht oder in eine allwissende Instanz der universellen Gesetzmäßigkeiten des Lebens, welches für Optimismus, Hoffnung, Widerstandskraft, Resilienz, Ausgeglichenheit, mentale Stärke und Selbstwirksamkeit sorgt. Für das körperliche und seelische Wohlbefinden ist es demnach eine Grundvoraussetzung, das eigene Leben als erfüllt und lebenswert zu betrachten. Ein Mensch fühlt die Sinnhaftigkeit seines Lebens, wenn sein Dasein harmonisch und im Gleichgewicht (Kohärenz) ist, sein Handeln fruchtbar ist und er von anderen Wesen wahrgenommen wird (Bedeutsamkeit), er sich als Teil einer größeren Gemeinschaft sieht (Zugehörigkeit) und sein Leben an einem Ideal ausrichten kann (Orientierung).

Die 100 besten Tools & 6-Minuten-Übungen, um Depressionen zu überwinden

Mit den nachfolgenden Tipps, Aufgaben und kurzen Trainings erhalten Sie effektive Hilfestellungen, um stressige Situationen und depressive sowie hoffnungslose Phasen besser und rascher zu überwinden. Alle Tools können mit minimalem Zeitaufwand durchgeführt werden und sind ohne besondere Voraussetzungen möglich. Wenn Sie sich in einem dunklen Gedankentunnel befinden, sind Techniken notwendig, die Sie unmittelbar aus dieser Perspektive holen, sofort Erleichterung verschaffen und langfristig negative Denk- und Tatenmuster durch positive ersetzen. Mit den vorgestellten Selbsthilfemaßnahmen, die mühelos in den Alltag integriert werden können, wird Ihr Gehirn langfristig umprogrammiert. Sie verbessern Ihre Neuroplastizität, legen neue neuronale Verbindungen an und erleichtern dadurch das Erlernen neuer Handlungsabläufe.

Ergreifen Sie die Chance, Ihre Heilung mit ein paar Minuten Übung am Tag aktiv zu unterstützen! Sie erhalten einen Werkzeugkasten, den Sie, je öfter Sie ihn anwenden, für Ihre Genesung benutzen können. Manche Werkzeuge mögen Ihnen bereits bekannt sein, andere sind vielleicht noch neu. Wenn Sie beginnen, kann es vielleicht passieren, dass Sie sich komisch vorkommen oder Ihnen der Gedanke „Was soll das schon bringen?" kommt. Bleiben Sie dran und machen Sie sich bewusst, dass Muster, die sich vielleicht über Jahrzehnte aufgebaut haben, nicht über Nacht lösen lassen. Aber sie lassen sich lösen und darauf sollten Sie sich konzentrieren. Die ersten kleinen und großen Erfolge werden Sie verblüffen, Sie in Ihrem Tun bestätigen und zu einem gesünderen Leben führen. Machen Sie hier und jetzt einen Neustart. Es lohnt sich!

Erfolgsfaktor Nummer 1: Stressbewältigung

Was ist Stress und warum kann er dauerhaft Schaden anrichten? Das vegetative Nervensystem durchzieht den ganzen Körper und beeinflusst Organe wie das Herz, den Darm und die Haut. Durch den Willen ist das vegetative Nervensystem nicht steuerbar, daher wird es auch autonomes Nervensystem genannt. Es steuert alle Funktionen in Ihrem Körper, über die Sie sich keine Gedanken machen müssen und die automatisch ablaufen, wie z. B. die Atmung, der Herzschlag, der Stoffwechsel und die Verdauung. Es arbeiten in diesem System zwei aktive Helfer:

- Ihr Sympathikus, der für Anspannung zuständig ist, und
- der Parasympathikus, welcher sich der Entspannung verschrieben hat.

Der Sympathikus

Der Sympathikus unterstützte unsere Vorfahren in bedrohlichen Situationen wie Flucht oder Kampf und sorgte dafür, dass in gefährlichen Situationen sofort alle Ressourcen mobilisiert wurden, die für eine Verteidigung oder eine Flucht nötig sind: ein Anstieg der Herzfrequenz, beschleunigte Atmung, die Abrufung von mehr Blutzucker für eine kurzfristige Energieversorgung (hier kommt das Stresshormon Cortisol ins Spiel, der ansteigt, um den Blutzucker zu erhöhen), eine erhöhte Muskelanspannung und eine Erhöhung des LDL-Cholesterins (welches eine große Rolle bei der Wundheilung spielt, die in Kampf und Flucht sehr wichtig ist).

Der Parasympathikus

Der Parasympathikus kümmert sich um die Verdauung, stimuliert das Immunsystem, ist für die Fortpflanzung und für Heilung zuständig. Der Haken an der Sache ist: Parasympathikus und Sympathikus können nicht gleichzeitig arbeiten. Entweder der Parasympathikus ist aktiviert und heilt oder der Sympathikus ist aktiv, um sich zu verteidigen oder die Flucht zu ergreifen. Beides zur selben Zeit geht nicht.

Die Stressreaktionen des Sympathikus sind absolut keine schlechte Sache, denn es hält Sie in Notfallsituationen am Leben und sorgt für eine kurzfristige Mobilisierung all Ihrer Kräfte und Ressourcen, um sich zu verteidigen oder um wegzulaufen. Er sorgt für einen Zustand der Alarmbereitschaft, eine erhöhte Reizbarkeit und Wachheit. Kurzfristig ist dies für den Körper und die Psyche nicht schädlich. Auf Dauer jedoch ist es die Ursache zahlreicher körperlicher und seelischer Beschwerden, denn durch unsere moderne Lebensweise wurden die kurzfristigen lebensbedrohlichen Situationen aus der Vergangenheit durch langfristige gedankliche Bedrohungen ausgetauscht, wie z. B. Geldsorgen, Angst um den Arbeitsplatz, schlechte Nachrichten aus der

Welt, Probleme in der Partnerschaft, Mobbing, Gefühle von Unzulänglichkeit und Machtlosigkeit. All diese Faktoren aktivieren den Sympathikus und daraus entsteht chronischer Stress. Wir sollten als Menschen 10 % bis 20 % unserer Zeit mit einem aktivierten Stresssystem leben und 80 % bis 90 % unserer Lebenszeit mit einem System, welches uns heilt. So war der Plan. Aber es ist genau andersherum.

Wir stecken in einer Sympathikus-Dominanz fest, welche uns Depressionen, hohen Blutdruck, Herzkrankheiten, Muskelverspannungen, erhöhtes Cholesterin, Diabetes und Übergewicht beschert. Die meisten verschriebenen Medikamente der Pharma-Industrie in allen westlichen Industrienationen werden genau gegen diese Beschwerden eingenommen.

Ein weiterer, sehr wichtiger Punkt ist, dass Sie Stress ausgesetzt sein können, es aber gar nicht merken, denn für den Sympathikus bedeutet vieles Stress:

- ein chemisches Ungleichgewicht,
- eine Infektion,
- eine Belastung mit Umweltgiften,
- Gifte in Nahrungsmitteln oder ein unregelmäßiger Blutzuckerspiegel,
- Trauma,
- Autounfälle,
- Unfälle im Allgemeinen,
- Trauer,
- eine Versteifung der Wirbelsäule,
- mehr Sitzen als Bewegung und
- die negativen Emotionen wie Hilflosigkeit, Ängste, Wut etc.

Dr. Sten Ekberg (* 1964), holistisch arbeitender Arzt und ehemaliger Olympia-Athlet, weist darauf hin, dass alle Ursachen, die chemischen, mentalen und strukturellen, gleichermaßen daran beteiligt sind, dass der Cortisol-Spiegel ansteigt. Um ein effektives Stressmanagement zu betreiben, müssen auch alle drei Bereiche ausbalanciert werden.

Die gute Nachricht dabei ist, dass Sie bereits über einen Stressmanager verfügen: Es ist der Frontallappen in Ihrem Gehirn. Die Stressreaktionen Ihres Sympathikus sind zwar überlebenswichtig, aber der Frontallappen hat die Fähigkeit, einen Zeitpunkt zu bestimmen, um diese Stressreaktionen abzuschalten. Wenn die Funktionsfähigkeit des Frontallappens eingeschränkt ist, halten Stressreaktionen viel länger an, als sie sollten. Das ist auch der Grund, warum es Menschen mit unterschiedlichen Stresstoleranzgrenzen gibt und warum sich die Reaktion auf Stress bei jedem Menschen anders äußert. Einige Menschen reagieren bei Stress sehr ruhig und besonnen, andere wiederum flippen aus und reagieren panisch. Es kommt darauf an, wie gut der Frontallappen arbeitet und entwickelt ist.

Wenn der Sympathikus aktiv ist, hat er den Parasympathikus lahmgelegt, weil der Körper nur begrenzte Ressourcen zur Verfügung hat und diese in Gefahrensituationen (= Stress) nicht für in dem Moment unwichtige Dinge wie Verdauung oder Fortpflanzung aufwenden kann. Schaltet der Frontallappen das sympathische Nervensystem aus, schaltet sich das parasympathische Nervensystem automatisch ein und kümmert sich wieder um das Immunsystem, die Verdauung, die Heilung und die Fortpflanzung.

Atemtechniken zur Stressreduktion

Das parasympathische und sympathische Nervensystem ist mit dem Atmungssystem verbunden. Mit langsamen tiefen Atemübungen wirken Sie regulierend und ausgleichend auf Ihr Nervensystem. Versuchen Sie grundsätzlich, in stressigen Situationen einen Moment innezuhalten und fünf Sekunden oder sogar etwas länger auszuatmen, das gibt dem Parasympathikus Zeit, sich einzuschalten. Es gibt neben der Bauchatmung, bei der sich der Bauch und das Zwerchfell sicht- und fühlbar heben und senken, auch die Brustatmung, die typisch bei körperlicher Anstrengung und Stress ist. Gerade die alleinige Brustatmung ist jedoch bei Stress nicht zu empfehlen, da die unteren Bereiche der Lunge, die mit großflächigen Blutgefäßen durchzogen sind, nicht vollständig mit Sauerstoff gefüllt werden und somit die Sauerstoffanreicherung des Blutes geringer ausfällt als bei der Bauchatmung. Zusätzlich führt die Brustatmung schneller zur Ermüdung, da nur kleinere Muskelgruppen aktiviert werden, es können langfristig Verspannungen im Nacken- und Schulterbereich auftreten und die Brustatmung aktiviert den Sympathikus, was das Stresslevel erhöht.

5-Finger-Atmung

So gehen Sie vor:

- Halten Sie eine Hand mit gestreckten Fingern vor sich, es spielt dabei keine Rolle, ob der Handrücken oder die Innenseite der Hand nach oben zeigt.
- Nehmen Sie den Zeigefinger der anderen Hand und legen Sie diesen an die seitliche Fingerwurzel der anderen Hand, entweder beginnen Sie beim Daumen oder beim kleinen Finger.
- Fahren Sie nun beim Ein- und Ausatmen die Kontur eines jeden Fingers der Hand entlang: beim Einatmen erreichen Sie die Fingerspitze, beim Ausatmen erreichen Sie den Interdigitalraum (das ist der Zwischenraum zwischen Ihren Fingern, dort haben Tiere ihre Schwimmhäute). Atmen Sie bewusst langsam durch die Nase ein und wieder aus und achten Sie auf eine tiefe Bauchatmung.
- Vom Daumen zum kleinen Finger und wieder zurück und umgekehrt.

Gerade in einer unerwartet auftretenden Stresslage hat sich diese Technik bewährt, um schnell eine Pause einzulegen.

4-7-8-Atemübung

Bei der 4-7-8-Atmung atmen Sie für vier Sekunden ein, halten den Atem für sieben Sekunden an und atmen für acht Sekunden aus. Diese Methode nutzt das Verhältnis von 1:2:2, um eine möglichst tiefe Entspannung zu fördern und den Schlaf zu unterstützen. Das bewusste Anhalten des Atems verstärkt die Entspannung, da es dem Körper signalisiert, in einen Ruhezustand zu wechseln.

Hinweis für Schwangere und für Personen mit Herz-Kreislauf-Erkrankungen: Für Schwangere und Risikopatienten ist es nicht empfohlen, den Atem anzuhalten, da dies zu einem vorübergehenden Sauerstoffmangel führen kann. Stattdessen können Sie die Ausatmungsphasen schrittweise verlängern, ohne den Atem anzuhalten. Dies ermöglicht es Ihnen, ebenfalls von den beruhigenden Effekten dieser Atemtechnik zu profitieren, ohne das Risiko eines Sauerstoffmangels einzugehen.

PROGRESSIVE MUSKELENTSPANNUNG

Die Progressive Muskelentspannung geht auf den amerikanischen Physiologen Edmund Jacobson (1888–1983) zurück, der erkannte, dass bei Stress, Unruhe und Erregung die Muskelspannung deutlich erhöht ist. Im Umkehrschluss, folgerte er, müsse sich der Stress reduzieren, wenn Muskelspannung abgebaut würde. Die Wirksamkeit der Muskelentspannung nach Jacobson wurde mehrfach wissenschaftlich belegt und ist eine anerkannte physiologische Therapieform. Das Prinzip dahinter ist sehr einfach: Um gezielte Entspannung in bestimmten Muskelgruppen zu fühlen, müssen sie vorher bewusst und besonders angespannt werden. Wenn dabei nach einer physiologisch sinnvollen Reihenfolge vorgegangen wird, kann die Entspannung von Muskel zu Muskel und schließlich im ganzen Körper zu einer Erfahrung der Tiefenentspannung führen, was eine Blutdrucksenkung, eine ruhige Atmung, die Beruhigung des Nervensystems, die Reduzierung von Stresshormonen und die Aktivierung des Parasympathikus zur Folge hat.

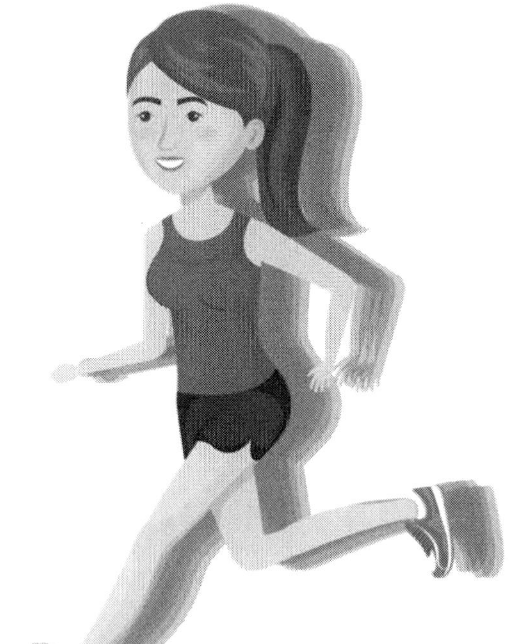

Muskelentspannungs-Übung für zwischendurch

Die Übung kann im Prinzip überall vollzogen werden, beim Fernsehen, in der Mittagspause, beim Warten an der Supermarktkasse oder vor dem Schlafengehen. Ob Sie dabei aufrecht sitzen, stehen oder liegen, bleibt Ihnen überlassen.

So gehen Sie vor:

- Beginnen Sie mit Ihrer führenden Hand und formen Sie diese zu einer Faust. Halten Sie die Anspannung in der geballten Faust für fünf bis zehn Sekunden, bis Sie die Kontraktion beim Ausatmen wieder lösen.
- Die Entspannung sollte ca. 30 Sekunden dauern, bis Sie fortfahren und den Unterarm mit geballter Faust gegen den Brustkorb pressen.
- Erneut halten Sie die Anspannung für fünf bis zehn Sekunden, bis Sie die Anspannung wieder für 30 Sekunden lösen.
- Gehen Sie zur anderen Körperseite über.

Haben Sie wenig Zeit, nutzen Sie diese Übung für zwischendurch. Möchten Sie eine ausführliche Muskelentspannung durchführen, gehen Sie alle Körperteile nacheinander durch.

Achtsamkeit im Moment

Wer heute etwas von „Achtsamkeit" oder „Leben im Hier und Jetzt" hört, könnte dies müde belächeln und mit dem Bild eines buddhistischen Mönchs unter einem Baum sitzend assoziieren. Weit gefehlt, denn der Molekularbiologe und „Achtsamkeitspapst" Prof. Jon Kabat-Zinn (* 1944) hat fernöstliche Traditionen sehr erfolgreich mit westlicher Medizin kombiniert und die moderne Achtsamkeitsmethodik mit Eröffnung einer Stressreduktions-Klinik 1979 ins Leben gerufen. Durch regelmäßige Übungen zur Achtsamkeit und eine wünschenswerte, dauerhafte Integration eines Bewusstseinszustands, welcher sich im Moment befindet, verändern sich Bereiche im Gehirn und wirken langfristig positiv auf die Selbstwahrnehmung, -regulation, emotionale Intelligenz und die Entwicklung einer mentalen inneren Stärke.

Achtsamkeitsübung

Diese Übung ist dazu gedacht, eine alltägliche Routine zu durchbrechen und den Fokus zu bündeln. Praktizieren Sie diese Übung immer dann, wenn Sie auf etwas warten müssen, z. B. an der Supermarktkasse, auf ein öffentliches Verkehrsmittel, in der Auto-Waschanlage, am Bankautomaten etc.

Audiodatei 1

So gehen Sie vor:

- Als Erstes richten Sie Ihre Wahrnehmung auf Ihren gefühlsmäßigen Zustand.
- Wie geht es Ihnen? Sind Sie genervt, entspannt, ungeduldig, müde? Wie ist Ihre Körperhaltung? Sind Sie an den Einkaufswagen oder an eine Wand gelehnt, stehen auf einem Bein oder verlagern das Gewicht ständig von rechts nach links? Stehen Sie mit hängenden Schultern oder einem Hohlkreuz? Wie bequem sind Ihre Schuhe? Wo sind Ihre Hände?
- Nehmen Sie die Umgebung wahr: Wer wartet vor oder hinter Ihnen? Sehen Sie sich die Menschen genau an, ihre Kleidung, was Sie tun, wie sie sich bewegen. Gibt es Pflanzen oder Blumen, die rundherum wachsen? Welche Farben gibt es in der Umgebung? Welche Geräusche können Sie hören? Gibt es leise Musik im Hintergrund, das Zwitschern von Vögeln oder Bellen von Hunden, quietschende Schuhsohlen oder Reifen auf dem Asphalt, Rollen von Schiebetüren, das Klimpern von Kleingeld im Geldbeutel?
- Wonach riecht es? Welche Gerüche können Sie wahrnehmen? Das Haarspray oder Deo eines Passanten, sich ankündigender Regen oder eine Jahreszeit, die Ausdünstungen eines Teppichs, der Geruch von frischen Backwaren oder Spuren eines Reinigungsmittels?
- Können Sie etwas schmecken? Haben Sie noch den Geschmack eines alten Kaugummis oder ein Aroma der letzten Mahlzeit auf der Zunge? Haben Sie einen bitteren oder süßen Geschmack im Mund?

Übung: Die 10-10-10-Notfallregel

Akute Stresssituationen benötigen einfache Techniken, die schnell eine Verbesserung bewirken. Mit der 10-10-10-Notfallregel können Sie in genau diesen Momenten eine Erleichterung vom Stress erzielen. Stellen Sie sich dafür die folgenden 3 Fragen:

- Was würde ich in 10 Tagen über diese Situation denken?
- Was würde ich in 10 Wochen über diese Situation denken?
- Was würde ich in 10 Monaten über diese Situation denken?

Durch diese simplen Fragestellungen lösen Sie sich etwas von der Intensität der Stresssituation, die in diesem Moment Ihr klares Denken und Fühlen beeinträchtigt. Sie werden überrascht sein, was es in Ihnen bewirkt, wenn Sie die Fragen ehrlich beantworten. Meistens haben wir nämlich diese Situation in 10 Tagen, Wochen oder Monaten schon längst vergessen, wodurch uns bewusst wird, dass es keinen Grund gibt, sich jetzt darüber aufzuregen. Das entspannt ungemein und fördert die Gelassenheit.

Übung: Achtsames Gehen

Wenn Sie im Alltag viel von A nach B gehen müssen, nutzen Sie diese Zeit doch einfach für eine kurze Achtsamkeitsübung. Diese richtet sich vollständig auf die Tätigkeit des Gehens.

- Konzentrieren Sie sich auf Ihre Füße, Beine und Hüfte. Nehmen Sie jeden einzelnen Schritt wahr. Wie fühlt es sich an, wenn Ihr Fuß auf dem Boden auftrifft, sich das Gewicht darauf verlagert und der andere Fuß abhebt und einen Schritt nach vorne gesetzt wird? Zu Anfang kann es helfen, das Gehen etwas zu verlangsamen, damit Sie besser spüren können.
- Richten Sie Ihre Atmung auf die Schritte aus. Kombinieren Sie hier Bewegung mit Atmung, indem Sie zum Beispiel je nach Schrittgeschwindigkeit beim Einatmen zwei Schritte gehen und beim Ausatmen erneut zwei Schritte gehen. So entsteht ein natürlicher Fluss und automatisch eine Meditation in Bewegung.

NATURVERBUNDENHEIT UND WALDBADEN

Seit 2012 gibt es an japanischen Universitäten eigens der „Waldmedizin“ gewidmete Forschungsabteilungen und in der westlichen Welt nahm man erstaunt zur Kenntnis, dass ein Besuch im Wald in Japan seit den 80er Jahren auf Rezept verschrieben wird. Waldbaden ist dort unter dem Begriff „Shinrin Yoku“ als eine traditionelle Therapiemethode, um körpereigene Selbstheilungskräfte zu aktivieren und diverse Krankheitssymptome zu lindern, schulmedizinisch belegt und anerkannt. Die Annahme, dass der regelmäßige Aufenthalt in der Natur eine wohltuende Wirkung auf den Körper und die Psyche eines Menschen hat, ist wahrlich nicht neu, noch explizit auf den asiatischen Kontinent beschränkt, dennoch scheint das Wissen unserer Vorfahren in Vergessenheit geraten zu sein. Umso wichtiger ist es, dass alle jüngeren internationalen Studien dieselben Ergebnisse belegen: Das Immunsystem wird während eines mit Konzentration angegangenen Naturaufenthaltes gestärkt, Entspannung und Erholung von Geist und Körper nehmen zu. Ein Mensch, der sehr viel Stress ausgesetzt ist und dessen Sinne täglich über viele Stunden durch moderne Kommunikationselektronik, schlechte Luft, Bewegungsmangel, Lärm und künstliches Licht beansprucht sind, kann mit regelmäßigem Waldbaden einen gesunden Ausgleich dieser einseitigen Belastungen schaffen und somit seine Gesundheit aktiv unterstützen.

Durch Stress nehmen die oxidative Zellbelastung und der Cortisolspiegel zu. Die zahlreichen Eindrücke des Waldes auf unsere Sinne stimulieren genau den Teil des Nervensystems, der für die Regeneration der Zellen verantwortlich ist. Die Aufnahme durch Haut und Atmung der sogenannten Terpene, Botenstoffe, die von Bäumen, Pflanzen und dem Erdboden an die Luft abgegeben werden und wie ätherische Öle sind, aktivieren die natürlichen Killerzellen des menschlichen Immunsystems. Killerzellen spüren Erreger im Körper auf und machen diese unschädlich. Nach einem 20-minütigen Aufenthalt im Nadel-, Laub-, Tannen- oder Mischwald steigt der Sauerstoffgehalt im Blut, weitere, zusätzliche Stresshormone werden abgebaut und Puls und Blutdruck können normalisiert werden.

Übung: „Nehmen Sie ein Bad im Wald"

Wählen Sie einen schönen Platz aus, an dem Sie sich niederlassen können, dies kann eine Bank, ein Baumstamm, ein umgefallener Baum, eine Lichtung, ein großer Stein, eine Wiese oder die mitgebrachte Picknickdecke sein. Wichtig ist, dass der Platz ruhig und abgelegen ist und andere Wanderer oder Spaziergänger nicht stören. Fällt Ihnen bei erstmaliger Durchführung der Übung die Fokussierung schwer, dann nehmen Sie ein kleines Notizbuch zu Hilfe, in dem die Antworten notiert werden. Schließen Sie für die nachfolgenden Aufgaben die Augen.

- Was hören Sie? Ist es das Plätschern einer nahen Quelle, das Zirpen der Grillen, das Summen von Insekten, der Wind in den Baumkronen, das Klopfen eines Spechtes, das Röhren eines Hirsches, vom Wind umhergetriebene kleine Steinchen, knackende Äste im Dickicht? Wie weit sind die Geräusche entfernt? Sind sie laut oder leise? Aus welcher Richtung kommen sie? Folgen Sie einem Muster? Stellen Sie sich vor, Sie sind Dolmetscher und müssten die Geräusche in eine Sprache übersetzen. Mit welchen Worten würden Sie sie übersetzen, welche Informationen enthalten sie? Sind sie als fröhlich, freundlich, hektisch, eilig, entspannt, lustig oder anders einzuordnen? Was sagt der Wind?
- Nehmen Sie einen tiefen Atemzug. Was riechen Sie? Baumharz, Baumrinde, Tannennadeln, Tannenzapfen, Gras, Moos, Blumen, Kräuter, lehmigen Boden, Waldfrüchte? Ist die Luft feucht oder trocken? Süßlich oder herb? Können Sie in der Luft eine Jahreszeit ausmachen? Riecht es nach Regen? Öffnen Sie den Mund und finden Sie heraus, ob sich die Gerüche dadurch intensivieren.
- Breiten Sie die Arme aus und lassen Sie Ihre Hände über den Boden streichen. Was fühlen Sie? Streifen Ihre Hände durch feuchtes oder trockenes Gras, über weiches Moos, können Sie den kühlen Erdboden berühren? Öffnen Sie die Augen und stehen Sie auf. Gehen Sie herum und ertasten Sie Rinden und Fichtenzapfen, nehmen Sie Eicheln oder Kastanien in die Hand. Spielen Sie mit einem Bündel Blätter, Gräser oder Ästen, die herumliegen. Fühlen sich die Dinge anders an, wenn Sie die Augen schließen oder sie mit dem Unterarm, dem Handrücken oder den Lippen berühren?

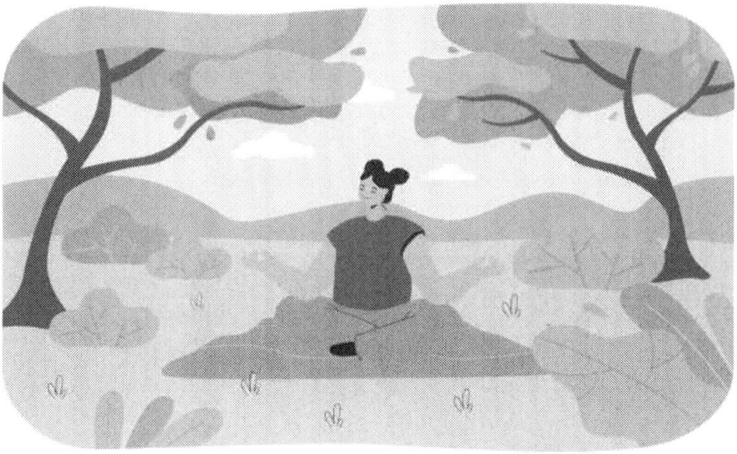

- Was sehen Sie um sich herum? Versuchen Sie, die unterschiedlichen Farbnuancen wahrzunehmen. Wie viele Farben hat Ihre Umgebung? Schauen Sie in die Baumwipfel. Sehen Sie Vögel, Vogelnester oder Eichhörnchen? Tragen die Bäume Früchte? Welche Farben und Formen haben die Blätter? Bewegen sich die Blätter im Wind? Blühen Gräser oder Blumen? Können Sie Spuren von Wildtieren auf dem Waldboden erkennen oder gibt es Maulwurfhügel? Beobachten Sie z. B. einen Ameisenhügel oder andere Insekten bei der Arbeit.
- Finden Sie Dinge, die Sie schmecken können. Trinken Sie aus einer Quelle, kauen Sie Bärlauch, Löwenzahn oder andere Wildkräuter, gibt es vielleicht sogar essbare Früchte? Wie schmecken sie? Süß, sauer, bitter, mild? Erinnert Sie der Geschmack an etwas?

Visualisierungstechniken bei Stress

Die Visualisierung ist eine effektive Entspannungstechnik, um das Nervensystem zu beruhigen. Mit Hilfe der eigenen Vorstellungskraft und Fantasie werden dabei beruhigende, friedvolle und schöne Bilder vor dem inneren Auge erzeugt, z. B. idyllische Wälder und Wiesen, Berge und Seen, aber auch Situationen imaginiert, die positive Emotionen hervorrufen, z. B., wie Sie erfolgreich und mühelos ein Ziel erreichen, anderen Menschen helfen oder mit Freude etwas erleben. Um erfolgreich zu visualisieren, ist es in erster Linie wichtig, dass Sie Bilder finden, die in Ihnen ein Gefühl der Ruhe erzeugen. Je öfter Sie visualisieren, desto leichter wird es Ihnen fallen. Tritt eine Situation ein, die Anspannung auslöst, visualisieren Sie sich innerlich Ihre Wohlfühlbilder. Dabei können Sie sich verschiedene Techniken zu Nutze machen:

Erfinden Sie sich einen geistigen Zufluchtsort, an dem Sie sich sicher, geborgen, geschützt und entspannt vorstellen. Das kann z. B. ein antik eingerichtetes Dach- oder Turmzimmer, eine gemütliche Hütte im Wald, ein Strand, ein Baumhaus, eine Höhle oder ein sonstiger Ort sein. Malen Sie sich den Anblick und die Ausstattung ganz genau aus, stellen Sie sich vor, wie es dort riecht und welche Geräusche es dort gibt, z. B. von einem knisternden Kamin.

Wenn Ihre Fantasie nicht ganz so lebhaft ist, entscheiden Sie sich für eine geführte Visualisierung. Diese sogenannten „Fantasiereisen" sind eine Mischung aus Meditation und Visualisierung und führen Sie durch eine bestimmte Handlung, indem Sie die Anleitung hören und sich die Szenerie vor Ihrem geistigen Auge vorstellen. Im nächsten Abschnitt erhalten Sie einen Eindruck von einer Fantasiereise, die Ihnen helfen wird, den „inneren Schweinehund" in Bezug auf sportliche Aktivität zu überwinden.

Eine Zusammenstellung aus kurzen Videofrequenzen, Fotos, Bildern, Worten und Beschreibungen können ebenfalls zur Visualisierung genutzt werden. Diese Collagen können Sie sich anschauen und als Motivation und Inspiration nutzen. Erstellen Sie sich Ihre eigene Collage aus Bildern, Artikeln, Wörtern und Sätzen zu einem bestimmten Thema, mit dem Sie arbeiten. Möchten Sie z. B. mehr Zeit mit der Familie und Freunden verbringen oder generell mehr Raum für Ihre privaten Interessen zur Verfügung haben, erstellen Sie sich eine Collage aus zusammengestellten Bildern, die Sie bei gewünschten Freizeitaktivitäten zeigen oder entspannt am Strand liegend. Dazu können Sie Photoshop nutzen oder einfach Ihr Gesicht auf Zeitungsillustrationen kleben. Ihrer Fantasie sind dabei keine Grenzen gesetzt, Sie dürfen schreiben, malen, kleben, basteln oder eine digitale Form erstellen.

Visualisierungsübung für bessere Fitness und Bewegung

Audiodatei 2

Setzen oder legen Sie sich ganz bequem hin. Achten Sie darauf, dass Sie entspannt sind und Ihr Rücken gerade ist. Schließen Sie die Augen und atmen Sie einige Male tief durch Ihre Nase in den Bauch ein und durch Ihren Mund wieder aus. Lassen Sie dabei Ihre Ausatmung etwas länger als die Einatmung sein, um Ihren Parasympathikus zu aktivieren. Wenn Sie möchten, tönen Sie mit dem Ausatmen, um jegliche Anspannung loszulassen. Stellen Sie sich nun die Sportkleidung vor, in der Sie sich wohl fühlen und sich gefallen. Malen Sie sich genau aus, welche Art des Sportschuhs und welche Farbe die Oberbekleidung haben soll. Stellen Sie sich vor, wie Sie die Kleidung und Schuhe anziehen und sich die Schnürsenkel zubinden. Visualisieren Sie, wie bequem, weich und komfortabel das Material ist.

Nun stellen Sie sich vor, wie Sie das Haus verlassen und die Wetterbedingungen vorfinden, die Sie für körperliche Betätigung als perfekt erachten. Scheint die Sonne oder ist es bewölkt? Geht vielleicht ein leichter Wind? Vor Ihrem inneren Auge sehen Sie sich jetzt laufen, walken oder joggen. Jede Bewegung führen Sie mit Leichtigkeit aus, Ihre Haut wird durch die frische Luft rosig und Sie genießen die körperliche Anforderung. Sie können den Wind spüren, wie er durch Ihr Haar weht. Stellen Sie sich die zufriedene Entspannung vor, die Sie fühlen, wenn Sie Ihr individuelles, sportliches Ziel erreichen, z. B. das Hochgefühl nach einem anspruchsvollen Training, die Erfrischung nach einem moderaten Spaziergang oder ein fitter und gut geformter Körper. Sie fühlen sich munter und spüren die bessere Durchblutung Ihrer Muskeln im gesamten Körper. Ihre Arme, Beine und Füße fühlen sich warm und flexibel an. Ihr Atem ist tief und gleichmäßig. Sie gehen aufrecht und haben die Schultern zurückgenommen. Sie fühlen die Beweglichkeit in den Gelenken. Alle Körperzellen sind mit Sauerstoff angereichert. Sie fühlen sich leicht, ruhig und entspannt. Jeder Schritt, den Sie gehen, formt einen gesünderen und kräftigen Körper. Halten Sie die Vision von Ihrem sportlichen, muskulösen, akzentuierten Körper noch einen Moment. Nehmen Sie dann drei tiefe Atemzüge durch Ihre Nase ein und durch den Mund wieder aus, um sich sanft zurückzuholen. Öffnen Sie dann die Augen.

Sport und Bewegung zum Stressabbau

Die Auswirkung von regelmäßiger Bewegung auf das Immunsystem ist unumstritten. Akute Belastung ist deutlich im Blutbild zu erkennen, nach wenigen Sekunden körperlicher Betätigung treten vermehrt natürliche Killerzellen auf, die sich Tumorzellen und viralen Eindringlingen entgegenstellen. Viele andere Blutbestandteile mobilisieren sich, um Entzündungsreaktionen im Körper zu bekämpfen und Antikörper zu produzieren. Weitere positive Boni von regelmäßiger Bewegung sind die Regulation und der Abbau von Stresshormonen. Bewegung soll Spaß machen und sich problemlos in den Alltag einbauen lassen. Sport sollte nicht selbst zum Stressfaktor werden, daher sollten Sie sich auf keinen Fall überlasten und nach längeren Zeiten sportlicher Abstinenz langsam starten. Es geht in erster Linie darum, eine Achtsamkeit für sich und Ihren Körper zu entwickeln und einen Weg in Richtung Gesundheit einzuschlagen, der über das Wohlbefinden führt.

Yoga-Übungen

Kind-Stellung („Child's Pose"):

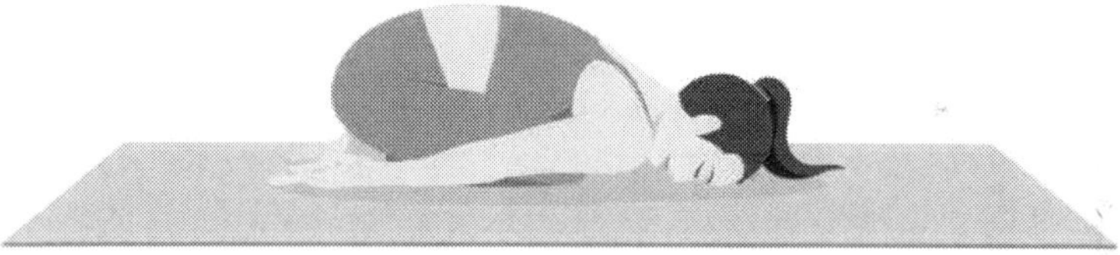

Setzen Sie sich mit geschlossenen Knien auf Ihre Fersen. Legen Sie eine zusammengerollte Decke oder ein Kissen zwischen Fersen und Gesäß, wenn Ihnen die Stellung Probleme bereitet. Nehmen Sie nun die Knie so weit auseinander, wie es Ihnen möglich ist, dabei sollten sich Ihre großen Zehen berühren. Führen Sie nun Ihren Oberkörper Richtung Boden und legen Sie diesen mit vor sich ausgestreckten Armen, die Handflächen nach unten, auf der Unterlage ab. Wenn Sie können, berühren Sie mit der Stirn die Unterlage. Schließen Sie die Augen und genießen Sie die Dehnung der Oberschenkel, des Gesäßes und des unteren Rückens. Atmen Sie tief durch die Nase ein und aus. Wenn es für Sie bequemer ist, legen Sie die Hände übereinander und legen Ihre Stirn auf dem Handrücken ab. Diese Position entlastet Ihren Rücken, hilft der Verdauung, senkt den Blutdruck und beruhigt sofort. Verweilen Sie so lange in ihr, wie es Ihnen angenehm ist.

Die Brückenstellung („Bridge Pose"):

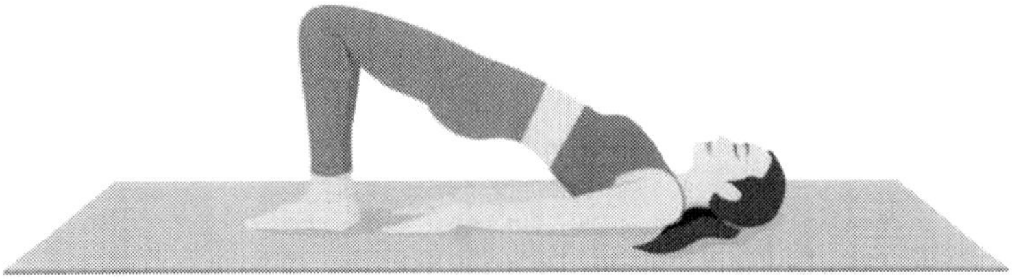

Legen Sie sich auf den Rücken und stellen Sie die Fußsohlen hüftbreit auf der Unterlage ab, indem Sie die Knie anwinkeln. Ihre Arme liegen eng am Körper, mit den Handflächen nach unten. Atmen Sie aus und drücken Sie Füße und Arme Richtung Boden, heben Sie Ihr Gesäß und Ihr Becken an. Sie können das Schambein noch etwas mehr nach oben heben, indem Sie den Abstand zwischen Ihren Füßen und dem Po verringern. Der Hinterkopf bleibt entspannt auf der Unterlage, vermeiden Sie eine Streckung des Nackens. Zur Unterstützung können Sie die Hände unter dem Körper verschränken. Versuchen Sie, die Schultern so weit wie möglich vom Boden abzuheben und auf die Oberseite zu rollen. Genießen Sie die Dehnung in Oberschenkeln, Bauch und Brustkorb. Atmen Sie tief ein und aus. Schließen Sie die Augen und verweilen Sie zwischen 30 Sekunden und einer Minute in dieser Position. Danach führen Sie den Po wieder zum Boden und legen ihn dort ab. Als Ausgleich dürfen Sie die Knie zur Brust führen, mit den Armen umschlingen und einen Moment dort halten. Die Brückenposition entspannt, dehnt Rücken, Brust und Nacken, hilft bei Schlafproblemen und regt die Verdauung an.

Zeitmanagement-Strategien

Fast jeder hat schon einmal das Gefühl erlebt, dass der Tag nicht genug Stunden hat, um alle Aufgaben und Erledigungen zu bewältigen. Die Informationsüberflutung und ständige -verfügbarkeit durch Smartphones, Internet, soziale Medien und Kommunikation via Online-Plattformen stellen einen enormen Ablenkungsfaktor dar, da sie für gewöhnlich mehr Aufmerksamkeit auf sich ziehen, als wir womöglich zur Verfügung haben. Aber auch unser Alltag ist gezeichnet von hohen Anforderungen: am Arbeitsplatz, z. B. durch Überstunden, Schichtdienst, gesetzlich verlängerte Arbeitszeiten und Personalmangel, sowie im privaten Bereich, z. B. durch familiäre Verpflichtungen, intensive Freizeitgestaltungen, Bildung bzw. Studium, Haushaltsführung und -

organisation. Der ständige Zeit- und Termindruck führt sehr schnell zu Stress, Überforderung und Überlastung, daher ist es zu empfehlen, ein gutes Selbst- und Zeitmanagement zu betreiben. Eine durchdachte Planung im Voraus hilft, sich auf die wichtigen Aufgaben zu konzentrieren, Leerlaufzeiten zu vermeiden, sich besser zu organisieren und vorzubereiten und jederzeit einen Überblick über Termine und Erledigungen zu behalten. Dadurch fühlen Sie sich weniger überfordert, da Sie jederzeit die Kontrolle über Ihre Planung haben, Anpassungen vornehmen und Termine und freie Zeit steuern können. Davor können Zeiten für Erholung und Hobbys und für die Erledigung eines bestimmten Ziels eingeplant werden sowie Freiraum für unerwartete Ereignisse geschaffen werden.

Die Basis einer guten Zeiteinteilung ist die Herausarbeitung von Zeitdieben. Beobachten Sie sich über einen gewissen Zeitraum und finden Sie heraus, mit welchen Dingen, Menschen oder Situationen Sie sich beschäftigen, die Ihnen unnötig Zeit stehlen. Dies können z. B. soziale Medien, Aufgaben im Haushalt, örtliche Begebenheiten oder Zusammenkünfte mit bestimmten Menschen sein. Wenn Sie z. B. täglich 3 Stunden für den Hin- und Rückweg zur Arbeit aufbringen müssen, weil Sie ständig im Stau stehen, kann darüber nachgedacht werden, öffentliche Verkehrsmittel zu benutzen oder die Arbeitszeiten anzupassen. Ferner sollten Telefon und Computer pfleglich genutzt werden, legen Sie dafür feste Zeiten fest, in denen Sie im Internet unterwegs sind. Stellen Sie Ihre eigenen Regeln auf, um Ablenkungen jeder Art zu minimieren, z. B. Abstellen der Türklingel, Stummschaltung des Telefons, keine Umwege zu einem örtlichen Ziel, Sperrung bestimmter Webseiten und Apps etc. Auch regelmäßige und ausreichende Pausen zur Erholung können im Vorhinein festgelegt werden. Haben Sie z. B. etwas Wichtiges zu erledigen und sehen eine Nachbarin in der Nähe, mit der Sie für gewöhnlich längere Unterhaltungen führen, machen Sie deutlich, dass Sie im Moment keine Zeit haben, und vertagen das Gespräch oder gehen diesem ganz aus dem Weg. Haben Sie in der Innenstadt einen Termin und enden danach regelmäßig länger in Ihrem Lieblings-Shoppingcenter, sollten Sie dies bewusst einplanen und dafür Zeit schaffen, indem Sie sich das Zeitfenster nach Ihrem Termin freihalten.

Zur effizienten Zeitplanung können Apps, Wand- und digitale Kalender, Pinnboards, Zeitplaner und sonstige Mittel benutzt werden. Welche Zeiträume Sie im Voraus planen, bleibt Ihnen überlassen: ein Tag, eine Woche, einen Monat, ein Quartal etc.

Zeitmanagement-Übung ALPEN

Eine einfache Methode, seine Zeit zu organisieren, orientiert sich an der Abkürzung ALPEN.

- Das **A** steht für Aufgaben, Termine, Aktivitäten, Erledigungen. Hier geht es um die Zusammenfassung und Auflistung aller Aufgaben, die im gewählten Zeitrahmen bewältigt werden sollen.
- Das **L** steht für Länge. Den einzelnen Angelegenheiten wird nun eine Dauer zugeordnet. Dabei sollten Sie realistisch vorgehen und evtl. auf Erfahrungswerte zurückgreifen, aber auch bestimmen, wie viel Zeit Sie sich für eine Aufgabe nehmen möchten.
- Das **P** steht für „Puffer“, also freie Zeitspannen zwischen einzelnen Aktivitäten. Damit Sie nicht unter Zeitdruck geraten, empfiehlt es sich, 20 % der eingeplanten Länge als Pufferzone dazuzurechnen.
- Das **E** steht für Entscheidung. Hier betrachten Sie Ihre Gesamtplanung und nehmen eine Bewertung vor. Was können Sie evtl. delegieren, welche Aufgaben sind wichtiger als andere, gibt es Aufgaben, die Sie in die nächste Planungsperiode verschieben können? Haben Sie genügend Zeit für Sport, Entspannung, Erholung, Ihre Familie, kreative Tätigkeiten und persönliche Interessen eingeplant?
- Das **N** steht für Nachkontrolle. Ist die Planungsperiode verstrichen, kontrollieren Sie, ob Ihre Planung richtig und sinnvoll war. Hier können Sie Änderungen und Anpassungen vornehmen. Haben Sie für eine Aufgabe weniger oder mehr Zeit gebraucht? Ist eine längere Erholungspause nach bestimmten Aktivitäten erforderlich? Möchten Sie doch mehr Zeit für ein bestimmtes Interessengebiet investieren?

Entspannende Hobbys und kreative Ausdrucksformen

Es ist wichtig, darauf zu achten, dass die Gestaltung der Freizeit nicht zu einem zusätzlichen Stressfaktor ausartet. Hobbys sollten entspannend für Körper und Geist sein, Sie sollten sich dabei wohl fühlen und Ihre Gesundheit und Heilung fördern. Ihre Freizeit ist dafür gedacht, sich zu erholen, zu regenerieren und Ihre individuellen Bedürfnisse zu erfüllen. Dies setzt voraus, dass Sie sich nur mit Dingen beschäftigen, die ein positives Gefühl erzeugen, wenn Sie nur daran denken. Befreien Sie sich in der Freizeit von Belastungen, Bürden und Unannehmlichkeiten.

Wer unter einer Depression leidet, kann sich neben den üblichen Stresssymptomen auch antriebs- und interesselos fühlen. Wenn es gelingt, den Zugang zur eigenen Kreativität zu öffnen, kann dies sehr heilsam sein, gesunde Denkprozesse anstoßen, zu mehr Ruhe und Gelassenheit führen und eine enorme Kraftquelle sein. Kennen Sie den Spruch „In der Kunst eröffnet sich die wahre Natur des Menschen"? Wenn wir etwas Kreatives tun, ist die verbale Sprache nicht notwendig, denn wir drücken uns in der Anwendung von Materialien und Dingen, in Farben und Körpersprache aus. Die Kunst in all ihren Facetten bringt eine innere Wahrheit zum Ausdruck, für die es keine Worte bedarf. Sie müssen nicht sprechen und sagen, dass Sie Trauer empfinden, wenn Sie eine melancholische Ballade auf einem Instrument spielen. In Bildern und Werken, die Sie selbst anfertigen, malen oder basteln, können Sie die Sprache Ihres Unterbewusstseins erkennen, Muster und Gefühle an die Oberfläche holen und sichtbar machen.

Übung: Kreativitätstest

Falls Sie ratlos sind, welche kreativen Tätigkeiten sich für Sie eignen, hilft nur das Ausprobieren und Testen. Dennoch können Sie Ihre Vorlieben und geeignete Bereiche herausfinden, wenn Sie die nachfolgenden Fragen beantworten.

- Möchten Sie Ihre Kreativität allein oder mit anderen Menschen gemeinsam ausleben?
- Fühlen Sie sich wohler, wenn Sie angeleitet werden, z. B. durch Kurse, Unterricht, Video-Tutorials, schriftliche Anleitungen?
- Bevorzugen Sie die eigenen vier Wände oder möchten Sie dafür einen anderen Platz aufsuchen? Entdecken Sie z. B. gern fremde Orte, lieben Sie Reisen und Ausflüge? Haben Sie genügend Platz in Ihrem Heim, um das Hobby auszuüben und ggf. Materialien unterzubringen?
- Welche Materialien interessieren Sie? Was berühren Sie gern und könnten sich vorstellen, damit zu arbeiten, z. B. Metall, Ton, Stoffe, Holz, Farben, Pasten, Wolle, Schmucksteine, Edelsteine, Perlen, Glas, Papier etc.?
- Was spricht Sie besonders an, sind es Klänge und Musik, Pflanzen, Tiere, biologische Erzeugnisse und Lebensmittel, Tanz und Bewegung, Farben und Formen, Literatur, Geschichte, Wissenschaft, Mythen, die Benutzung von Werkzeugen?
- Womit haben Sie sich als Kind gern beschäftigt? Was waren Ihre Lieblingsfächer in der Schule?
- Ist die Umsetzung eines bestimmten Hobbys an finanzielle oder zeitliche Vorgaben gebunden?

Übung: Kreatives Schreiben

In Zeiten, in denen viele Menschen nur noch auf Bildschirmen herumscrollen, ist das Erstellen von Schriftstücken ein schöner Prozess, um Gedanken, Ideen und Gefühle zu Papier zu bringen und diese nach Wunsch zu illustrieren, z. B. mit Zeichnungen, Skizzen, Mustern, Aufklebern, Stickern, Fotos, getrockneten Blumen und Ausschnitten aus Büchern, Zeitschriften und Alben. Wann waren Sie das letzte Mal in einem Schreibwarengeschäft? Stöbern Sie durch das große Angebot an Stiften, Füllfederhaltern, Journalen, Tagebüchern, Notizbüchern, Briefpapier, Papierbögen, Collegeblöcken und Aufklebern.

- Schreiben Sie Tagebuch. Am Ende eines Tages bringen Sie die Ereignisse und Erlebnisse zu Papier.

- Beim Journaling geht es weniger um die lineare Wiedergabe eines gelebten Tages, sondern um die Notiz von Gedanken, Bildern, Impulsen, Gefühlen, Stichwörtern, Erinnerungen, Momentaufnahmen und undefinierten bzw. geometrischen Formen. Ein Notizbuch, welches Sie stets mitführen können, kann gefüllt werden mit einzelnen Wörtern, Sätzen, Zeichnungen, Erinnerungen, Ideen, Mustern, Kringeln etc. Indem Sie Ihre Gedanken zu Papier bringen, mögen Sie auch noch so chaotisch sein, fällt es Ihnen leichter, loszulassen und Platz im Kopf zu schaffen.

- Schreiben Sie einen Brief. Überlegen Sie, wer sich über einen Brief freuen würde. Haben Sie keinen passenden Adressaten, schreiben Sie an sich selbst, an einen lieben Menschen, der bereits von Ihnen gegangen ist, oder einen imaginären Freund. Wenn Sie mutig sind, schreiben Sie an einen Menschen in Ihrer Umgebung, der Ihnen unter Umständen einsam erscheint, und bringen Sie zu Papier, was Sie schon immer einmal sagen wollten, z. B., dass Ihnen bei einem Hausbewohner der mit Liebe bepflanzte Balkon so gut gefällt. Selbstverständlich dürfen Sie dies auch anonym gestalten.

- Schreiben Sie eine Kurzgeschichte in sechs Minuten. Suchen Sie sich willkürlich 6 Wörter aus einem Wörterbuch heraus oder tippen Sie mit geschlossenen Augen auf verschiedene Seiten in einem Buch. Die 6 zufällig zusammengewürfelten Wörter müssen in sechs Sätzen der Kurzgeschichte vorkommen. Dieser Prozess fördert und übt Ihre Fantasie.

- Ist das Schreiben so gar nicht Ihr Fall, zeichnen Sie Mandalas bzw. malen diese farblich aus. Ein Mandala ist ein geometrisches Kreis- oder Viereckbild und dient in indischen Religionen als Meditationshilfe. Das Zeichnen und Ausmalen beruhigt, entspannt und steigert die Konzentration. Um ein Mandala selbst zu zeichnen, malen Sie einen Kreis mit Hilfe eines Zirkels oder einer runden Vorlage, z. B. einem Kreis aus stabiler Pappe. Wichtig ist, die genaue Mitte zu kennzeichnen. Mit einem Lineal oder Geodreieck können Sie nun diverse Hilfslinien durch den Mittelpunkt ziehen, die den gleichen Abstand zueinander haben und weitere kleine und größere Kreise vom Mittelpunkt aus ziehen. Wichtig ist die exakt geometrische Form aller Linien. Über den äußeren Kreis können Sie ebenfalls Linien zeichnen, z. B. in Form einer Blume oder eines Kompasses.

Affirmationen und positive Selbstgespräche

Affirmationen sind positive Glaubenssätze bzw. Gedanken, Vorstellungen und Gespräche mit sich selbst, die in selbst- und lebensbejahende Sätze geformt werden, die wir uns selbst gegenüber ständig wiederholen. Affirmationen können seelisch aufbauen, motivieren und beflügeln. Wie Sie bereits erfahren haben, hängen unser Fühlen und Denken wechselseitig zusammen, und wer seine Gedanken verändert, ändert langfristig auch sein Verhalten und seine Emotionen. Positive Gedanken wirken auf unsere Gesundheit und das Wohlbefinden. Man könnte es auch prägnant in einem Satz erklären: *Der Körper hört mit, wenn der Kopf denkt.* Affirmationen sind eine wirksame Technik aus dem Bereich des Mentaltrainings und haben das Ziel, das Unterbewusstsein neu zu programmieren. Ihr Gehirn unterscheidet nicht, ob Sie gerade etwas real erleben oder sich das Ganze vorstellen. Der Gedanke zählt. Aus diesem Grund ist es möglich, von innen heraus die äußere Realität zu verändern. Die ständige, mantraförmige Wiederholung einer Affirmation führt schlussendlich zum Glauben daran. Ist aus dem Glauben eine Überzeugung geworden, manifestieren sich die Beweise in der Außenwelt.

Affirmationen als Inspiration

Zunächst sollten Sie die passende Formulierung finden. Finden Sie einen positiven Satz, der Ihrer aktuellen Empfindung nahekommt. Es hilft Ihnen z. B. nicht, wenn Sie 30 kg Übergewicht haben und sich mit einer Affirmation *„Ich bin schlank"* vor den Spiegel stellen. Ihr Bewusstsein wird sofort Einspruch erheben und die Affirmation als realitätsfremd und Spott zurückweisen. Formulieren Sie stattdessen: *„Jeden Tag werde ich ein wenig schlanker und gesünder."*

typische Affirmationen	Alternativen für realistischere Affirmationen
Ich liebe mich, so wie ich bin.	Ich lerne, mich selbst zu akzeptieren. Ich bin wertvoll. Ich liebe meine Fehler und Schwächen.
Ich bin perfekt.	Ich gebe jeden Tag mein Bestes. Ich bin einzigartig in dieser Welt.
Ich bin glücklich/reich.	Ich bin dankbar für alles, was ich bin und habe.
Alles wird gut.	Ich vertraue den Gesetzen des Lebens und bin zur richtigen Zeit am richtigen Ort. Ich bin bereit, mein Leben zu ändern.
Ich bin schön.	Ich bin schön, so wie ich bin. Ich liebe jede Zelle meines Körpers.
Ich bin gesund.	Ich gebe meinem Körper das, was er benötigt. Jeden Tag wird mein Körper stärker und beweglicher. Mein Geist und mein Körper sind eins. Ich fühle mich fit und vital. Ich behandle meinen Körper so, wie er es verdient.
Ich bin schlank.	Ich lebe gesund und ausgewogen. Von Tag zu Tag genieße ich es mehr, mich zu bewegen. Ich bin stolz auf die Erfolge, die ich bereits erzielt habe. Ich fühle mich wohl, egal, welche Zahl die Waage zeigt. Von Tag zu Tag fühle ich mich vitaler und aktiver.
Ich bin ausgeglichen.	Ich achte auf die Bedürfnisse meines Körpers.

Formulieren Sie in der Gegenwart. Benutzen Sie keine Sätze, die in der Zukunft oder Vergangenheit liegen. Das Unterbewusstsein lebt im Hier und Jetzt. Wenn Krisen aus der Vergangenheit immer wieder emotional durchlebt werden, dann glaubt das Gehirn, diese Situationen sind real. Vermeiden Sie Wörter wie „nicht" oder „kein", gehen Sie nicht in die Verneinung und Negierung einer Sache, das Gehirn kann diese Formulierungen nicht verarbeiten. Es wird sie schlichtweg ignorieren. Wiederholen Sie die Affirmationen, so oft es geht, und machen Sie es sich zu einem täglichen Ritual, z. B. morgens beim

Zähneputzen, während Sie unter der Dusche stehen oder das Abendessen zubereiten. Schreiben Sie die Affirmationen auf Papier und hängen Sie sich diese neben den Spiegel oder stellen Sie sie auf Ihren Schreibtisch. Immer dann, wenn Ihre Aufmerksamkeit darauf fällt, nehmen Sie sich ein paar Minuten Zeit und sagen sich diese Sätze im Geiste oder lesen diese laut vor. Die besten Zeiten für das Affirmieren sind kurz vor dem Einschlafen oder kurz nach dem Aufwachen, da die Verbindung zum Unterbewusstsein zu diesem Zeitpunkt präsenter ist.

Kreieren Sie mithilfe der Visualisierungstechniken Bilder, die Sie begeistern. Untermalen Sie die Affirmationen mit konkreten Ereignissen. Was genau bedeutet es für Sie, schlank zu sein oder Mut zu haben? Stellen Sie sich vor, das Gesagte ist bereits Realität. Wie fühlt sich das an, das neue Kleid zu tragen oder die bewundernden Blicke zu spüren? Verknüpfen Sie so viele positive Gefühle wie möglich mit den entstehenden Bildern. Je attraktiver, glaubhafter und realistischer Sie sich die Ereignisse vorstellen können, desto wahrscheinlicher gehen sie in Erfüllung. Drehen Sie im Geiste einen Film, den Sie ablaufen lassen, mit Ereignissen und einer Handlung mit ganz vielen kleinen Details Ihrerseits, wenn das Gewünschte eingetroffen ist.

Übung: Morgenritual

Stellen Sie sich vor den Badezimmerspiegel und beginnen Sie mit einem positiven Selbstgespräch. Schauen Sie sich dabei in die Augen, z. B., während Sie sich die Zähne putzen oder sich stylen. Suchen Sie sich aus den untenstehenden Affirmationsbeispielen bei Depressionen drei bis sechs Sätze aus, die Sie ansprechen. Später können Sie diese austauschen oder ergänzen. Die Affirmationen können Sie in Schriftform neben dem Spiegel aufhängen, Sie müssen sich nicht alle Sätze merken. Das erste Mal wird es sich komisch anfühlen, aber mit jedem Tag werden Sie sicherer werden und später die Affirmationen aus dem Gedächtnis sagen können. Anfänglich werden die Sätze unter Umständen nicht viel Bedeutung und Resonanz in Ihnen auslösen, aber mit stetiger Übung werden Sie die Botschaften immer mehr mit Überzeugung sagen und die Resonanz fühlen können.

- Es ist nicht meine Schuld, dass ich mich depressiv fühle.
- Ich fühle mich in diesem Moment sicher.
- Es gibt Gründe für meine Depression und ich bin in der Lage, sie zu überwinden.
- Ich bin stark. Ich bin stressresistent.
- Ich bin wertvoll.
- Ich kontrolliere meine Depression, nicht umgekehrt.
- Ich verdiene Glück und Freude.
- Ich muss anderen Menschen nichts beweisen.
- Es ist vollkommen in Ordnung, wenn ich traurig bin.
- Heute ist ein neuer Tag.
- Ich bin nicht allein mit meiner Krankheit. Viele Menschen haben eine Depression.
- Ich bin stolz darauf, gut durch den Tag zu kommen.
- Jeden Tag finde ich kleine Schritte der Heilung.
- Ich werde geliebt und bin es wert.
- Ich gebe mein Bestes.
- Ich bin dankbar für ... (z. B. meine Familie, meine Partnerin, meinen Job, das Wetter heute etc.)
- Jeden Tag sehe ich etwas Positives.
- Es ist vollkommen in Ordnung, wenn ich mich zurückziehen möchte.
- Meine Gefühle sind wertvolle Botschaften.
- Ich bin schön.

- Negative Gedanken kann ich loslassen.
- Ich habe oberste Priorität.
- Ich gebe meinen Bedürfnissen Raum und Zeit.

Entspannung durch Musik und Klangtherapie

Schwingungen und Klänge wirken auf molekularer Ebene auf unsere Zellen ein. Die amerikanische Neurowissenschaftlerin Candace Beebe (* 1946) erforschte dieses Wirkungsprinzip und stellte in ihrem Buch „Die Wissenschaft hinter der Geist-Körper-Medizin“ ihre Forschungsergebnisse vor, nach denen in unserem neurologischen System über 70 Rezeptoren aktiv sind, die bei bestimmten Frequenzen eine Vibration auf die Moleküle in den Zellen übertragen. Durch diese Vibration kann jede Zelle mit akustischen Schwingungen kommunizieren. Es soll sogar möglich sein, geschädigte DNA zu reparieren. Besonders ist die Frequenz mit der Hertz-Zahl 528 hervorzuheben, welche in der Musik als Mi bezeichnet wird und auf den Begriff Mira, also Miracle = Wunder, zurückgeführt wird. Diese Frequenz steht für eine perfekte DNA und deren Heilung.

Der Körper eines Menschen und seine Zellen sowie die Erde haben eine Grundfrequenz von 432 Hertz. Das Abspielen von Musik in der Grundschwingung des Körpers und der Erde erzeugt eine heilende Wirkung und harmonisiert Funktionen wie den Blutdruck, Atem und die Herzfrequenz, gleicht den Hormonhaushalt aus, reduziert Muskelanspannung, lindert Angst, Unruhe und Stress und regt die Verdauung an. Heute können wir uns Musik als CD, Datei oder ein Video in einer speziellen Solfeggio-Frequenz abspielen, um eine entsprechende Wirkung auf unseren Körper und den Geist zu übertragen.

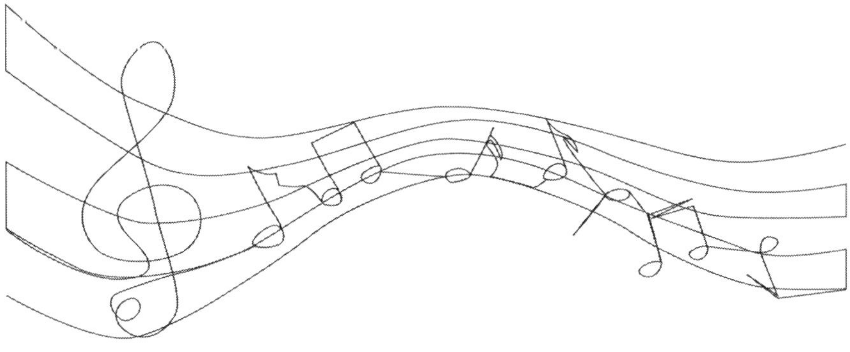

Definition: Solfeggio
Der Begriff Solfeggio stammt aus dem Italienischen und leitet sich von den Noten SOL und FA ab. Wie sich Frequenzen auf unsere Gesundheit auswirken, erforschte vor allem Dr. Rudolf Steiner, Begründer der Anthroposophie. Dieser kam zu dem Ergebnis, dass Solfeggio-Frequenzen körperliche und seelische Entspannung fördern, stimmungsaufhellend wirken, Selbstheilungskräfte aktivieren, uns Musik mehr fühlen als hören lassen, unsere Gefühlswelt harmonisieren und uns empfänglich machen für Heilungs- und persönliche Entwicklungsprozesse.

Ein Instrument spielen und Musik anhören sowie Singen veranlassen das Gehirn zur Ausschüttung von körpereigenen Glückshormonen und verringern den Cortisolspiegel im Blut. Aber nicht nur die Gehirnchemie profitiert von Klang und Musik, sondern auch die Struktur. Untersuchungen haben gezeigt, dass eine erhöhte Neuroplastizität mit dem regelmäßigen Spielen von Instrumenten und der Beschäftigung mit Musik einhergeht.

Übung: Musik als Kraftquelle

Um Musik als Quelle für Wohlbefinden und Entspannung zu nutzen, können Sie mit ihr im Hintergrund meditieren, unter der Dusche singen oder ein Instrument spielen. Um Stress zu bewältigen, eignet sich eine spezielle Übung, welche wir hier das „Kraftlied“ nennen wollen. Suchen Sie sich dafür ein Musikstück, welches Ihnen sehr gut gefällt und in dem Sie aufgehen. Auf keinen Fall sollten Sie von Gesang oder Rhythmus genervt sein, ein instrumentales Stück eignet sich in diesem Falle besser. Immer dann, wenn Sie etwas Schönes oder Erbauendes erleben, hören Sie sich diese Melodie an. Wenn Sie dies oft wiederholen, wird Ihr Gehirn positive Momente mit dem Reiz dieses speziellen Klangs verbinden. Kommt eine stressige Situation auf Sie zu, sind Sie entmutigt oder haben einen schweren Tag, hören Sie sich Ihr Kraftlied an und automatisch werden Sie sich an die guten Gefühle, Erfahrungen und Erfolge erinnern, die Sie mit Ihrem Kraftlied verbinden. Mit etwas Übung lässt sich auf diese Weise rasch Stress abbauen und geistige Stärke entwickeln.

„Ich kann etwas bewegen“ Selbstwirksamkeit entwickeln

ZIELSETZUNG UND ZIELERREICHUNGSPLANUNG

Um sich darüber klar zu werden, welche Ziele Sie erreichen möchten, ist es notwendig, diese zunächst unmissverständlich zu formulieren. Dies vermeidet eine Fremdsteuerung und Instrumentalisierung der persönlichen Energie, Aufmerksamkeit und individuellen Zeit für die Absicht anderer Menschen. Es ist viel einfacher, sich den eigenen Zielen zu widmen, als sich für andere Menschen einzusetzen, was unter Umständen die bereitwillige Ablenkung durch externe Dinge fördert, um sich der Situation zu entziehen. Sich für das eigene Wohlergehen zu engagieren, ist sehr viel spannender und spornt an. Mit der einfachen **SMART**-Formel kann jeder in wenigen Minuten ein Ziel aufstellen.

- **S** für Spezifisch: Ein Ziel ist detailliert, eindeutig und klar beschrieben.
- **M** für Messbar: Das Ziel kann beurteilt und gemessen werden.
- **A** für Attraktivität: Das Ziel ist attraktiv und erstrebenswert, es macht Lust, auf dieses hinzuarbeiten.
- **R** für Realistisch: Das Ziel ist mit den vorhandenen Ressourcen wie Zeit, Geld, Gesundheit etc. zu erreichen.
- **T** für Terminierung: Es gibt ein Fälligkeitsdatum, bis wann das Ziel erreicht werden soll.

Um Ihre Ziele ausführlich festzulegen und an der Erfüllung zu arbeiten, folgen Sie den nachfolgenden Schritten und beantworten die dazugehörigen Fragen schriftlich.

- Legen Sie fest, was Sie erreichen möchten. Für welchen Lebensbereich wünschen Sie sich eine Verbesserung? Als Kategorien können Sie Beruf und Karriere, Gesundheit und Fitness, Freundschaften, Liebe und Beziehungen, Lernen und Bildung, Spaß und Freizeitgestaltung, Persönlichkeitsentwicklung und Spiritualität, Haus und Heim sowie Finanzen und Geld wählen. Warum streben Sie eine Verbesserung an? Welche Motivation steckt hinter Ihrem Wunsch? Welchen Mehrwert erwarten Sie durch die Optimierung eines bestimmten Lebensschwerpunktes? Wie verändert es Ihr Leben nachhaltig?

Beispiel:
Ich möchte mich gesünder ernähren und dadurch ein neues Körpergefühl erschaffen. Ich verspreche mir eine bessere Kondition, eine Entschlackung durch die verringerte Aufnahme von industriellen Nahrungszusätzen, ein besseres Erscheinungsbild, mehr Genuss bei der Nahrungsaufnahme und einen bewussteren Umgang mit der Umwelt.

• Formulieren Sie Ihr Ziel in allen Details. Hier sollten Sie sich die Zeit nehmen, Ihren Wunsch so genau, plastisch und bildhaft zu beschreiben, wie Sie können. Vor Ihrem inneren Auge entsteht hier bereits das Bild, welches Sie zukünftig sehen möchten. Mit dieser positiven Visualisierung und detailreichen Niederschrift Ihres Wunsches steigt die Wahrscheinlichkeit, dass Sie dieses Ziel auch genauso erreichen. **Wichtig**: Überfordern Sie sich nicht, indem Sie in allen Lebensbereichen eine Änderung anstreben. Nehmen Sie sich nicht zu viel auf einmal vor und legen Sie zunächst Ihren Fokus auf zwei ausgewählte Ziele. Nach Erreichung dieser können Sie sich den anderen Bereichen widmen.

Beispiel:
Ich habe ein paar zusätzliche Kilos in der Körpermitte, die möchte ich loswerden. Ich möchte keine industriell verarbeiteten Nahrungsmittel und Fertigprodukte mehr einkaufen. Ich koche gesund und ausgewogen und kann meinen Plastikabfall auf diese Weise um die Hälfte reduzieren. Geschmacklich wird es eine große Verbesserung sein und ich werde viele Komplimente über meine zubereiteten Mahlzeiten bekommen. Ich möchte regelmäßig mein eigenes Brot backen. Ich fühle mich insgesamt gesünder und energiegeladener, weil ich meinem Körper mehr Nährstoffe zuführe und ihm dadurch noch mehr Wertschätzung entgegenbringe für seine unermüdliche Leistung.

• Haben Sie eine Vorstellung davon, bis wann Sie das Ziel erreichen möchten? Gesunder Realismus ist hier nötig, denn große Ziele, die eine signifikante Lebensveränderung mit sich führen, sind oft langfristig zu erreichen und mit entsprechendem Zeitaufwand verbunden. Kleine, kurzfristige Ziele sind oft schneller zu erfüllen und bringen Erfolgsmomente, Energie und Selbstvertrauen, um weiterhin motiviert zu sein. Definieren Sie also große Ziele großzügig mit mehreren Monaten, einem Jahr oder mehr und kleine Ziele mit einigen Wochen und Monaten. Können Sie ein Ziel in kleine Schritte zerlegen, die den Weg dorthin markieren? Welche Zwischenresultate können angestrebt werden? Hier geht es darum, sich nicht von einem komplexen Ziel, das weit in der Zukunft liegt, einschüchtern zu lassen, sondern eine Vorstellung davon zu entwickeln, wie dieses Ziel geplant werden kann, wo Sie beginnen können und welche Etappen dorthin führen. Wenn Sie Termine und Daten vergeben, achten Sie darauf, dass es mit Ihrer aktuellen Alltagsgestaltung vereinbar ist.

Beispiel:
Ich möchte unmittelbar mit einer gesünderen Ernährung beginnen. Da ich keine Lebensmittel wegwerfen will, beginne ich mit dem Einkauf von frischem Obst, Gemüse und biologischen Produkten in der nächsten Woche. In 3 Monaten möchte ich mich dadurch gesünder und leistungsfähiger fühlen. In 6 Monaten möchte ich die zusätzlichen 4 Kilo am Bauch verloren haben. In einem Jahr mache ich eine Laboruntersuchung bei meinem Hausarzt, um meine Blutwerte zu überprüfen.

- Eine Liste mit Aufgaben erstellen, die zur Erfüllung des Zieles notwendig bzw. wünschenswert sind. Für komplexe Ziele ist es nicht unbedingt erforderlich, alle Aufgaben bereits fest zu benennen, denn auf dem Weg dorthin ergeben sich unter Umständen ganz neue Möglichkeiten. Fokussieren Sie sich auf die Aufgaben, die für die Erreichung eines Zwischenzieles notwendig sind. Schreiben Sie alles auf, was Ihnen in den Sinn kommt, wenn Sie über die Erreichung Ihres Wunsches nachdenken. Was müssen Sie tun, um das Ziel zu erreichen? Mit wem können Sie darüber sprechen? Was könnten Sie zusätzlich lernen, um das Ziel besser zu erreichen? Wo finden Sie die nötigen Informationen, welche das Ziel betreffen? Müssen Sie selbst alle Aufgaben erledigen oder können Sie sich Hilfe suchen?

Beispiel:
Wenn ich ein fertiges Produkt auswähle, sollen auf der Verpackung nicht mehr als vier Zusätze angegeben sein. Es gibt einmal in der Woche einen Markt in der Stadt, ich werde dort frisches Obst und Gemüse aus der Region einkaufen. Im türkischen Laden an der Ecke gibt es viele frische Dinge vom Großmarkt, die ich ausprobieren möchte. Wenn ich einen Supermarkt betrete, kaufe ich nur das ein, was ich vorab auf meiner Einkaufsliste notiert habe. Einmal in der Woche backe ich Brot für die ganze Woche. Ich möchte Bücher über ketogene Ernährung lesen. Ich möchte recherchieren, welches die gesündesten Getreidesorten sind. Ich werde meinen Kühlschrank anders organisieren und die Ernährungsampel einführen (grüne Aufkleber für so viel essen, wie ich will, gelbe Aufkleber für nur zweimal in der Woche und rot für einmal in der Woche genießen). Ich möchte für eine Woche vorkochen und einfrieren. Ich brauche Einweggläser und Behälter. Ich muss mehr trinken. Ich möchte frische Kräuter auf dem Balkon anbauen. In der Kantine möchte ich nur vegetarisch essen.

- Wandeln Sie die Aufgaben in einen Plan um. Sie haben bereits eine Liste mit Handlungen erstellt, die nun in eine sinnvolle Reihenfolge gebracht werden müssen, denn Sie können unmöglich alles auf einmal erledigen. Was kann als Erstes gemacht werden? Was ist am schnellsten und einfachsten umzusetzen? Welche Handlung kann später erfolgen? Welche Aufgaben können unabhängig von anderen erledigt werden und welche bilden eine Handlungsabfolge, die aufeinander aufbauen? Was hat Priorität? Gibt es zeitliche, finanzielle oder örtliche Begebenheiten, die für die Erfüllung einer Aufgabe zu beachten sind? Der Plan muss nicht perfekt sein und kann jederzeit angepasst werden. Es geht in diesem Punkt darum, die ersten und einfachsten Schritte zu finden, um rasch in Aktion zu kommen und möglichst bald die ersten Erfolge zu erfahren.

Beispiel:
Kühlschrank neu organisieren. Freitagabend Brot backen und einfrieren. Freitag die Einkaufsliste für eine Woche schreiben. Samstag auf dem Markt einkaufen, danach den restlichen Wocheneinkauf im Supermarkt erledigen. Mindestens zwei frische Gerichte für die Woche vorkochen. Salat und Gemüse waschen, putzen und, falls nötig, zuschneiden und im Kühlschrank aufbewahren bzw. einfrieren. Extrazutaten für Salat immer vorrätig haben, z. B. gekochte Eier, Putenbruststreifen, Käse. Bei Gelegenheit ein Buch über ketogene Ernährung kaufen. Vom Weihnachtsgeld ggf. eine elektrische Küchenmaschine kaufen etc.

- Den ersten Punkt auf der Aufgabenliste in die Tat umsetzen. Arbeiten Sie konsequent an der Umsetzung Ihres Plans und nehmen Sie sich täglich ein paar Minuten Zeit, das Ergebnis zu visualisieren oder den schriftlichen Zielsetzungsplan zu lesen und anzusehen. Notieren Sie zusätzlich aufkommende Ideen.

Beispiel:
Den Kühlschrank ausräumen, putzen und neu einsortieren. Alle gesunden Zutaten griffbereit platzieren.

Immer, wenn Sie den Kühlschrank öffnen, machen Sie sich bewusst, wie einfach es ist, sich eine gesunde Mahlzeit zuzubereiten und schnell einen Salat in einer Box zusammenzustellen. Visualisieren Sie, wie Sie in der Mittagspause mit Genuss in ein mitgebrachtes Vollkorn-Sandwich beißen.

Selbstreflexion und Stärkenidentifikation

Sie haben bereits gelernt, wie wichtig die Identifikation der eigenen Stärken ist und dass eine ehrliche, authentische Selbstreflexion zu mehr Selbsterkenntnis führt und negative Handlungsmuster aufspüren kann. Nehmen Sie sich jeden Morgen und jeden Abend drei Minuten Zeit, um jeweils drei Fragen zu beantworten. Wenn es für Sie einfacher ist, können Sie die Antworten in einem Kalender oder Tagebuch notieren. Einfacher und schneller integrieren Sie diesen Prozess, wenn Sie die drei Fragen auf eine kleine Karte schreiben und ablesen, bis Sie die Fragen auswendig kennen. Am Morgen nach dem Aufwachen, während Sie sich anziehen, auf dem Weg zu Ihrem Auto oder bevor Sie am Arbeitsplatz den PC hochfahren, beantworten Sie:

- Wofür bin ich dankbar?
- Was kann ich heute tun, um einen kleinen Schritt in Richtung meiner Wunscherfüllung zu gehen?
- Kann ich heute etwas Gutes tun (für mich, für andere, für die Welt)?

Bevor Sie einschlafen, sich für die Nacht umziehen oder einen Tee kochen, fragen Sie sich:

- Was war das Schönste am heutigen Tag?
- Habe ich heute etwas gelernt?
- Welches Ziel möchte ich morgen erreichen?

Für eine Übung zur Stärkenidentifikation nehmen Sie einen Stift und einen Zettel zur Hand und überlegen am Ende eines Tages, was Sie an ihm besonders gut gemacht haben. Konzentrieren Sie sich dabei auf eine kurze Aussage oder wählen Sie den Oberbegriff, z. B. „Ich war geduldig“ oder „Geduld“, und notieren dies auf dem Zettel. Selbstverständlich dürfen Sie auch mehrere Zettel schreiben. Werfen Sie den Zettel in ein Behältnis, z. B. eine Dose. Sammeln Sie einen Monat lang Ihre täglichen Zettel und werten Sie diese am Ende eines Monats aus. Dinge, die sich öfter wiederholen, dürfen Sie stolz als eine Stärke bezeichnen.

Herausfordernde Situationen als Wachstumschance

Heikle und schwierige Situationen sind im Leben leider nicht zu umgehen, haben aber auch einen ganz wichtigen Effekt, denn an ihnen wachsen wir, aus ihnen ziehen wir wichtige Erkenntnisse und durch sie entwickeln wir uns weiter. Wenn das Leben nur in gewohnten Bahnen verlaufen würde und wir nie mit neuen Situationen konfrontiert werden würden, käme das einer Stagnation gleich.

Was Sie tun können:

- Nehmen Sie Herausforderungen als Chance, um eine Verbesserung herbeizuführen. Dies kann eine Verbesserung der eigenen Persönlichkeit sein, indem Sie eine wichtige Lernerfahrung machen, auf deren Grundlage Sie zukünftige Entscheidungen treffen. Oder aber Sie gehen das Problem entschlossen an und in diesem Prozess suchen Sie nach neuen Lösungsmöglichkeiten (verändern unter Umständen die Situation oder umgehen sie und führen somit eine verbesserte Ausgangslage herbei) und eignen sich neue Fähigkeiten an.

Beispiel:
Sie sind unglücklich mit Ihrer Arbeitsstelle, fühlen sich unter- oder überfordert und haben eine schlechte Beziehung zu den Arbeitskollegen. Sie lernen, was Sie wirklich von der Ausübung eines Berufes erwarten, welche Arbeitsbedingungen Sie sich wünschen und welche Tätigkeit oder welche Branche Ihrer Berufung entspricht. Vielleicht haben Sie die Stelle vorschnell oder durch eine Zwangslage angenommen. Sie lernen daraus, zukünftig mehrere Optionen zu prüfen, bevor Sie sich an einen Arbeitgeber binden. Sie können nun den Job wechseln, nach Möglichkeiten suchen, die Beziehung zu den Arbeitskollegen zu verbessern, z. B. durch Teambildungsseminare, persönliche Gespräche etc., um Versetzung bitten, die Arbeitszeit reduzieren, sich weiterbilden und in eine andere Abteilung aufsteigen etc. Wie Sie sich auch in dieser Situation entscheiden, Sie führen eine Veränderung herbei und nutzen die Chance, die Lage zu verbessern.

- Suchen Sie Hilfe, indem Sie andere Menschen zu Rate ziehen oder diese über Ihre Erfahrungen hinsichtlich eines Problems befragen. Sie erhalten unterschiedliche Perspektiven, Rückhalt oder erfahren eine Bestätigung. Wertvolle Erkenntnisse, Ratschläge und unterstützende Ermutigungen helfen bei der Bewältigung von Problemen enorm. Neben Freunden, Familie und Kollegen sollten hier auch professionelle Anbieter wie Coaches, Psychologen und Therapeuten in Betracht gezogen werden.
- Gehen Sie einen Schritt aus Ihrer Komfortzone. Nur wer Risiken eingeht, kann am Ende gewinnen. Probieren Sie neue Wege und gehen Sie Risiken ein, nur so können Sie sich weiterentwickeln. Sie halten sich bereit für die Veränderungen, die eintreten können, und werden sich flexibel der Zukunft widmen.

Beispiel:
Sie erhalten eine Zusage für die Teilnahme an einem Kuraufenthalt und stehen der Idee eher ablehnend gegenüber, da Sie sich nicht vorstellen können, dass die drei bzw. vier Wochen etwas bewirken können. Die Vorstellung von 15 Personen aller Altersgruppen, die mit einer Schwimmnudel bewaffnet in einem Hallenbad der verschriebenen Aqua-Gymnastikfolgen oder mit Walkingstöcken grüppchenweise durch den Kurpark laufen, finden Sie albern, außerdem waren Sie noch nie länger als einen Tag von Ihrer Familie getrennt. Bevor Sie innerlich eine Wand hochziehen, lassen Sie sich einfach unvoreingenommen von der Rehabilitation überraschen und machen bereitwillig alle verordneten Bewegungs- und Entspannungskurse mit. Indem Sie Ihre Vorurteile über Bord werfen und sich auf etwas Neues einlassen, verändern sich Ihre innere und Ihre äußere Haltung. Nach ein paar Tagen machen Ihnen die Kurse unter Umständen sogar Spaß und nach der ersten Woche bemerken Sie die ersten Signale einer einsetzenden Entspannung und Erholung, z. B. schlafen Sie zum ersten Mal seit Monaten wieder durch. Am Ende der Kur haben Sie etwas abgenommen, sind erholter, haben gelernt, sich rückenschonend zu bewegen, sind motiviert, sich weiterhin sportlich zu betätigen, konnten ein paar nette Kontakte knüpfen und haben zum ersten Mal seit langer Zeit die wunderbare Erfahrung gemacht, sich 24 Stunden am Tag ausschließlich der eigenen Gesundheit und dem persönlichen Wohlergehen zu widmen. Sie haben sich während des Aufenthaltes selbst zur ersten Priorität erklärt und festgestellt, wie heilsam diese Einstellung ist. Mit neuer Inspiration und Perspektive kehren Sie nach Hause zurück und können positive Veränderungen im Alltag vornehmen.

Persönliche Erfolgsgeschichten und Inspirationsquellen

Inspiration ist ein Funke, der uns berührt und Welten in Bewegung setzen kann. Aus ihm können Leidenschaften, Kreativität, Forscherdrang und Zugkraft hervorgehen. Er kann Leben verändern, Aha-Momente bescheren und einzigartige Klarheit bringen. Inspiration lässt sich überall finden, wenn wir danach suchen und unseren Geist offenhalten, damit sie uns finden kann, denn manchmal kommt sie unerwartet und entspringt einer Quelle, der wir nicht entgegensehen konnten. Es können uns Worte und Geschichten inspirieren, die Natur oder vergangene Situationen, die wir erfolgreich gemeistert haben.

Ansporn lässt sich in Büchern, Biografien, Blogs, Newslettern, Zitaten und Podcasts finden und in Gesprächen mit Personen, die Energie, Begeisterung und Motivation ausstrahlen. Schreiben Sie Zitate, Passagen aus Büchern, Gedichte, Liedtexte oder Gespräche auf, die Sie berühren. Warum bewegen Sie diese Worte und wie beziehen Sie sie auf Ihr Leben? Auch die Beschäftigung mit Kunst, Literatur und Musik kann uns beflügeln. Wenn wir die eigene Kreativität anregen, ermöglichen wir das Wachsen von Ideen und neuen Impulsen. Lesen Sie eine Biografie einer Person, die Sie schon immer bewundert haben, besuchen Sie Konzerte, Ausstellungen, Museen oder beschäftigen Sie sich mit klassischer Literatur großer Dichter und Denker. Das plötzlich eintretende erhabene Gefühl der Erkenntnis, was unseren Geist erhellt und wir als Inspiration beschreiben, liegt gleichsam in der zwischenmenschlichen Freundlichkeit. Kleine und große Gesten der Güte, freundliche und hilfsbereite Taten der Menschlichkeit haben die Kraft, uns zu beflügeln und Auftrieb zu geben. Probieren Sie es aus! Nehmen Sie sich vor, jeden Tag eine freundliche Handlung zu vollziehen: Schenken Sie anderen Menschen ein warmes Lächeln, halten Sie jemandem die Tür auf, helfen Sie beim Tragen einer schweren Einkaufstüte, lassen Sie einer Person den Vortritt, bieten Sie ein Taschentuch an, verschenken Sie Ihr noch nicht abgelaufenes Parkticket oder lassen Sie den Euro im Einkaufswagen.

Übung: „Meine Erfolgsstory"

Suchen Sie in Ihrer Vergangenheit nach einer Situation (aus allen Lebensbereichen), in der Sie erfolgreich waren, Ihnen Dinge leicht von der Hand gegangen sind, Sie Lob und Anerkennung erhielten, Sie besonders gefordert wurden, Ihre Talente sehr hilfreich waren und Sie sich in Höchstform, bestätigt und kraftvoll fühlten. Nehmen Sie hierfür auch gerne Ihre zuvor angefertigte Lebenslinie zu Hilfe. Vielleicht war es z. B. eine Situation, in der Sie jemanden überrascht oder getröstet haben, etwas organisiert haben, einer anderen Person etwas beigebracht oder beigestanden haben, eine Auszeichnung oder einen Preis erhielten. Was Ihnen gut gelungen ist und Sie als persönlichen Erfolg ansehen, definieren Sie ganz allein. Schließen Sie die Augen und visualisieren Sie in allen Details, was Sie damals getan haben und wie Sie sich gefühlt haben. Notieren Sie nun Ihre persönliche Erfolgsstory in der Ich-Form unter Berücksichtigung der folgenden Punkte:

- Was genau war Ihr Ziel? Z. B.: Ich habe eine Geburtstagsfeier zum 60. Geburtstag meines Vaters organisiert, ich wollte ihn damit überraschen und die Familie zusammenbringen.
- Gab es Hindernisse oder Schwierigkeiten dabei? Z. B. einen kostengünstigen Veranstaltungsort zu finden, die Feier geheim zu halten, weit entfernte Familienmitglieder zum Anreisen zu überreden etc.
- Was haben Sie unternommen, um die Schwierigkeiten zu bewältigen? Welche Talente, wie Ihre persönliche Art oder Ihren persönlichen Stil, haben Sie eingesetzt? Z. B.: Ich habe mir viele plausible Ausreden einfallen lassen und diese so überzeugend erzählt, dass mein Vater nicht gemerkt hat, dass im Hintergrund eine große Party organisiert wurde. Ich habe mir von allen Hotels in der näheren Umgebung per E-Mail einen Kostenvoranschlag schicken lassen und dann nur die in Frage kommenden Häuser besichtigt, so konnte ich viel Zeit einsparen und mich auf die Einladungen konzentrieren.
- Eine Zusammenfassung des Ergebnisses. Z. B.: Die Feier war phänomenal. Mein Vater hat bis kurz zuvor nichts gemerkt, ihm standen die Tränen in den Augen, als er gesehen hat, wer alles für ihn gekommen war. Die gesamte Familie hat sich prächtig amüsiert. Alle waren beeindruckt, was ich organisiert hatte. Ich habe eine wundervolle Erinnerung für alle Beteiligten geschaffen.
- Welche Kompetenzen, Eigenschaften und Werte haben dominiert? Z. B.: Ich habe es geschafft, alle Familienmitglieder zusammenzuführen und für eine gemeinsame Sache zu begeistern. Ich habe bei der Gestaltung nur daran gedacht, was meinem Vater und den Gästen gefallen würde, und konnte meinen eigenen Musikgeschmack etc. zurücknehmen. Auch an die kleinsten Details habe ich gedacht, z. B. barrierefreie Zugänge, Hotelübernachtungen in unmittelbarer Nähe für Personen ohne Auto etc. Ich hatte großen Spaß dabei, die Dekoration und Spiele auszusuchen.

Haben Sie Ihre Geschichte notiert, schließen Sie zum Abschluss noch einmal die Augen und fühlen sich in das Ergebnis hinein, mit allen Hochgefühlen, Erinnerungen, Momentaufnahmen, Komplimenten. Denken Sie daran, wie Sie Dinge selbstbewusst und mit Bravour gemeistert haben.

Kommen Sie ungewollt in Momente des Selbstzweifels oder fühlen sich schwach und überfordert, holen Sie Ihre Notizen über Ihre Erfolgsgeschichten hervor und lesen Sie diese. Auf diese Weise konzentrieren Sie sich rasch auf Ihre Stärken und Talente.

Selbstmotivation und Durchhaltevermögen

Um ein Ziel beständig, mit Ausdauer und Motivation zu verfolgen, gibt es eine sichere und erprobte Methode, die Sie bereits aus Ihrer Kindheit kennen: die Macht der Wiederholungen. Unsere Eltern und Lehrer haben uns ermahnt, bei der Sache zu bleiben, uns anzustrengen und zu üben. Diese Wahrheit können Sie zu Ihrem Vorteil nutzen, denn eine gewünschte Veränderung tritt meistens nur dann ein, wenn Sie sich fokussieren und bei der Stange bleiben. Es wird mit Sicherheit Zeiten geben, in denen es Ihnen schwerfällt, Sie sich lieber mit anderen Dingen beschäftigen möchten oder Sie aufgeben wollen, weil es Ihnen müheloser erscheint. Halten Sie daher das Ziel immer greifbar vor Augen und nehmen Sie Anzeichen, dass sich die Anstrengungen auszahlen, als wichtig und bedeutend wahr. Wenn Sie z. B. beginnen, regelmäßige Bewegung in den Alltag zu integrieren, dann freuen Sie sich darüber, wenn Sie das erste Mal feststellen, dass Sie Treppen steigen können, ohne aus der Puste zu sein, oder Ihre Lieblingshose wieder passt. Honorieren Sie diese Veränderungen. Kleine, tägliche Wiederholungen zur Visualisierung eines bestimmten Ziels helfen Ihnen, dies mit Ausdauer zu erreichen.

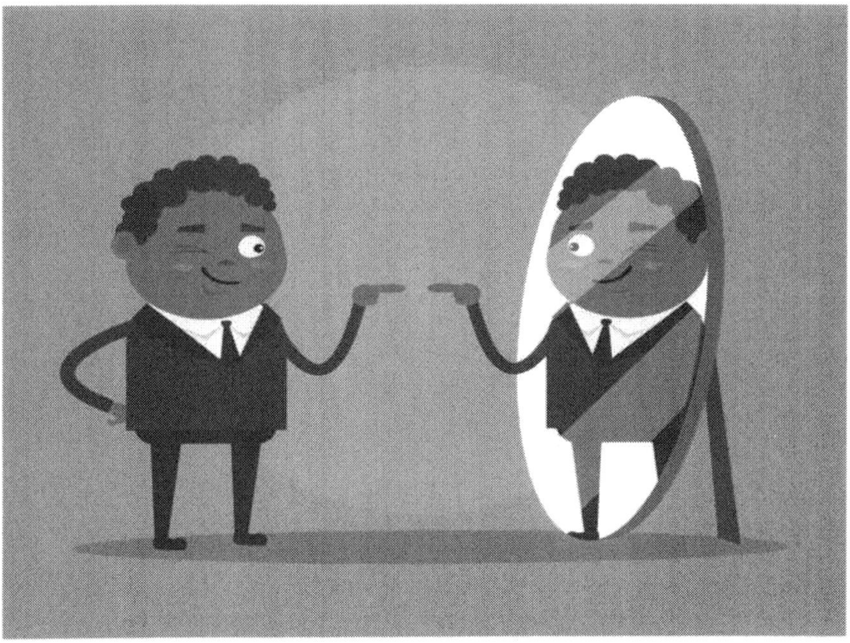

Tipps für mehr Durchhaltevermögen:

- Meiden Sie Selbstvorwürfe. Seien Sie nachsichtig mit sich. Sie fühlen sich vermutlich bereits schlecht, weil Sie Ihren Vorsatz nicht wie gedacht umgesetzt haben. Akzeptieren Sie, was ist, und machen Sie es zukünftig besser.
- Betrachten Sie bei einem Rückfall in alte Verhaltensmuster einmal die Vorteile. Gibt es z. B. etwas, was den Rückfall begünstigt, weil Sie es für sich als vorteilhaft erachten? Wie können diese Vorteile auch bei einer Veränderung erreicht werden?

Beispiel:
Sie möchten mit dem Rauchen aufhören, Ihr Partner lehnt dies jedoch ab. Sie rauchen die eine oder andere Zigarette mit, weil Sie die gemeinsamen Momente auf dem Balkon oder am Kaffeetisch vermissen. Können Sie intime oder gesprächige Momente auch erreichen, indem Sie nicht rauchen? Oder Sie möchten abnehmen, Ihre gesamte Familie ist jedoch übergewichtig. Denken Sie, Ihre Familie würde Sie schlank nicht akzeptieren? Ein klärendes Gespräch kann in diesen Fällen schnell Abhilfe schaffen.

- Visualisieren Sie regelmäßig die Umsetzung Ihres Ziels – lebendig, real, in allen Details und in Farbe, ggf. mit Geräuschen, Gerüchen und Empfindungen. Dies kann auch das tägliche Betrachten eines Bildes oder einer Collage Ihres Ziels oder das Lesen der schriftlichen Ausformulierung sein. Sie haben bereits die kraftvolle Wirkung von Visualisierung und Affirmation in Kapitel 3.5 kennengelernt.

- Denken Sie daran, was Sie alles gewinnen können, wenn Sie durchhalten. Welchen nachhaltigen Erfolg versprechen Sie sich für Ihr Leben, Ihre Gesundheit, Ihr Umfeld, Ihren Arbeitsplatz, Ihre Freundschaften, Partnerschaften, Ehe, Familie etc.? Schreiben Sie dies auf, damit Sie in schwächeren Zeiten wieder Motivation finden können.

- Achten Sie auf eine entschlossene und selbstbewusste Körpersprache. Halten Sie das Kinn gerade, nehmen Sie die Schultern zurück, richten Sie sich auf, nehmen Sie die Hände aus den Taschen. Nehmen Sie für eine Minute eine Sieger-Pose ein, indem Sie beide Hände gen Himmel strecken. Ihr Körper nimmt dadurch automatisch eine selbstsichere Haltung ein.

- Wiederholen Sie Affirmationen wie „Ich kann es schaffen" oder „Ich tue alles dafür, um mein Ziel zu erreichen".

- Machen Sie sich die Nachteile bewusst, die Sie haben, wenn Sie Ihre Bemühungen aufgeben. Manchmal reicht es aus, die Misslichkeit einer Lage zu betrachten, um alles daranzusetzen, eine Veränderung herbeizuführen.

- Nehmen Sie kleine Schritte zum Ziel. Überwältigen Sie sich nicht selbst mit unrealistischen und gewaltigen Veränderungswünschen. Konzentrieren Sie sich auf die Etappenziele.

- Belohnen Sie sich für kleine Erfolge. Wenn Sie ein Etappenziel erreicht haben oder in der Verfolgung Ihres Zieles eisern durchhalten, nehmen Sie sich Momente, die wie Streicheleinheiten auf Ihre Seele wirken. Wenn Sie z. B. gern lesen, schlendern Sie durch eine Buchhandlung und kaufen Sie sich ein schönes Buch, machen Sie einen kleinen Ausflug ins Grüne oder an einen Ort, den Sie schon immer einmal besuchen wollten, buchen Sie eine Rückenmassage, kaufen Sie sich eine hochwertige, kuschelige Bettwäsche, ein Paar extra bequeme Schuhe, kochen Sie sich Ihr Leibgericht, sichern Sie sich ein Ticket für das nächste Konzert der städtischen Philharmoniker oder nehmen Sie sich Zeit für einen Wellness-Tag daheim, an dem Sie sich ausschließlich der Körperpflege widmen.

Das Konzept des „Growth Mindset“

Sie haben bereits erfahren, wie wichtig Ihre Haltung und Ihr Bild sich selbst gegenüber bei der Erreichung von persönlichen Zielen und der Bereitschaft, etwas im Leben zu verändern, sind. Unsere Denk- und Verhaltensmuster werden als „Mindset“ bezeichnet. Nach der amerikanischen Psychologin Carol Dweck (* 1946) gibt es einen unmittelbaren Zusammenhang zwischen dem „Mindset“ und dem eigenen Leistungsvermögen. Sie unterscheidet dabei zwischen einem „Fixed Mindset“ und „Growth Mindset“, wobei ersteres einem statischen Selbstbild entspricht. Wenn Sie glauben, dass Talente und Intelligenz angeboren sind, und sich dieser Illusion bereitwillig hingeben, um nichts verändern zu können oder zu wollen, haben Sie ein „Fixed Mindset“. Mit einem dynamischen Selbstbild vertreten Sie im Gegensatz dazu die Auffassung, mit Fleiß, Anstrengung und Einsatz Ihre Ziele erreichen zu können, Stärken und Fähigkeiten zu verbessern und durch Erfahrung zu wachsen. Menschen mit einem „Growth Mindset“ sind optimistisch, lernen aus Fehlern und entwickeln eine Vorliebe für das Bezwingen von Hindernissen. Das Selbstbild kann von Situation zu Situation variieren, es kann also durchaus vorkommen, dass ein Mensch in unterschiedlichen Lebenslagen zwischen „Fixed Mindset“ und „Growth Mindset“ wechselt. Obschon das „Growth Mindset“ keine Wunderlösung zum Erreichen von allem ist, scheint es doch ein wichtiges Werkzeug zur Entfaltung des eigenen Potenzials zu sein, denn das dynamische Selbstbild hilft dabei, zu erkennen, was mit Übung, Lernbereitschaft, Offenheit und Zielsetzung erreicht werden kann. Diese Erfahrung kann motivieren, stärkt das Selbstbewusstsein, gibt ein Verständnis für den eigenen Willen und für ein selbstbestimmtes Handeln. Das „Growth Mindset“ lässt sich durch die nachstehenden Punkte fördern:

- Analysieren Sie die unterschiedlichen Selbstbilder und ordnen Sie sich einem „Mindset“ zu. Beantworten Sie folgende Fragen bzw. bestätigen Sie die Aussagen mit einem Ja oder Nein:

1. Um eine neue Sprache zu erlernen, ist ein angeborenes Talent notwendig.

2. Ich bin eine überwiegend pessimistische Person und denke häufig „Das kann ich nicht“ oder „Das schaffe ich nicht“.

3. Wenn ich von den Erfolgen anderer Personen erfahre, fühle ich Neid, Missgunst oder bin eingeschüchtert.

4. Wenn mir bei der Arbeit ein Fehler unterläuft, versuche ich, dies vor meinen Kollegen geheim zu halten.

5. Wenn ich etwas probiere und nicht sofort erfolgreich bin, gehe ich zur nächsten Aufgabe über, weil ich glaube, es ist Zeitverschwendung, es noch weiter zu versuchen.

6. In der Gesellschaft anderer versuche ich, zu kaschieren, wenn ich etwas nicht weiß oder kenne, denn ich möchte nicht „dumm dastehen“.

7. Ich glaube, dass von Natur aus intelligente Menschen sich im Leben weniger anstrengen müssen und es grundsätzlich leichter haben.

8. Ich fühle mich unwohl, wenn ich mich in ein neues Wissensgebiet einlese bzw. darüber recherchiere, weil es Dinge gibt, die mir einfach nicht liegen.

9. Ich glaube nicht, dass ich intelligenter werde, wenn ich nur hart genug an einer Sache arbeite, übe und mir Wissen aneigne.

10. Ich kann meine Persönlichkeit nicht ändern, ich bin so geboren.

11. Ich glaube, dass Mathematik in der Regel Männern leichter fällt als Frauen.

12. Musikalität ist angeboren. Ohne diese Gabe wird nie jemand ein Meister eines Instruments, da kann ich üben, so viel ich will.

13. Wenn andere Menschen mir Hinweise geben, wie ich etwas besser machen kann, fühle ich mich frustriert und bin wütend über die Kritik.

14. Wenn ich neue Dinge lernen muss, fühle ich mich gestresst und unter Leistungsdruck.

15. Lernen ist ein lebenslanger Prozess, der nie endet.

16. Ich nehme Herausforderungen gern an und gebe in jeder Situation mein Bestes.

17. Wenn ich einen Fehler mache, fühle ich mich schuldig und habe ein schlechtes Gewissen.

18. Wenn mir jemand zeigt, wie ich etwas besser machen kann, bin ich dankbar für den Hinweis und nehme mir vor, der Person bei Gelegenheit auch Unterstützung zu geben.

Auswertung:
0–4 Ja-Antworten: Sehr gut, Sie haben ein solides „Growth-Mindset“, welches Ihnen dabei hilft, Ihre Ziele zu erreichen, mögen Sie auch herausfordernd sein. Sie haben eine positive Grundhaltung und geben trotz Niederlagen nicht auf. Machen Sie weiter so!

4–10 Ja-Antworten: Sie haben ein moderates „Growth-Mindset“, halten aber zeitgleich noch an einigen sehr starren Überzeugungen fest.

Tipp:
Sehen Sie Talent nur als einen kleinen Vorsprung einer Ausgangslage an. Mit harter Arbeit, Übung, Leidenschaft und Zielstrebigkeit können Sie alles erreichen, was Sie sich vornehmen. Überdenken Sie Ihr Selbstbild und glauben Sie an sich selbst. Lassen Sie nicht zu, dass negative Glaubenssätze Ihre Zielerfüllung behindern.

10–18 Ja-Antworten: Sie haben ein statisches Selbstbild, welches Ihrem Erfolg und Ihrem Glück im Wege steht. Aber keine Sorge, das können Sie ändern. Denken Sie daran, auch wenn Sie von Natur aus nicht besonders gut in einer Sache sind, können Sie Ihre Performance mit Übung und Leidenschaft jederzeit signifikant verbessern!

Tipps für ein dynamisches Selbstbild:

- Denken Sie positiv und wandeln Sie Sätze wie „Das schaffe ich nicht" in „Das schaffe ich noch nicht" und „Ich schaffe das" um. Führen Sie ein kleines Notizbuch, in dem Sie positive und ermunternde Sätze über sich niederschreiben. Notieren Sie täglich einen positiven Satz über Ihre Fähigkeiten, Talente, Fortschritte und Ihr Durchhaltevermögen.

- Nehmen Sie Herausforderungen als Chance an und freuen Sie sich darauf, etwas zu lernen und sich dabei weiterzuentwickeln. Verstecken Sie sich nicht, wenn Ihr Chef nach einem Freiwilligen für ein neues Projekt sucht, und machen Sie keinen Bogen um eine unangenehme Aufgabe, die Sie schon länger auf die lange Bank geschoben haben, weil Sie mit ihr Mühe und Einsatz assoziieren.

- Geben Sie nicht auf, wenn etwas schiefgeht. Üben Sie sich in Ausdauer und versuchen Sie, sich in dem Prozess der Weiterentwicklung wohlzufühlen. Sehen Sie ein Hindernis als einen wertvollen Einblick darüber, was verbessert werden kann. Haben Sie bereits Hürden erfolgreich überwunden? Notieren Sie Ihre Fortschritte in einem bestimmten Prozess und Ihre Bemühungen, die Ihnen geholfen haben, nicht aufzugeben.

- Nicht alles muss immer leicht von der Hand gehen. Harte Arbeit, mehrfache Übung und Wiederholungen sind manchmal nötig, um einen messbaren Erfolg zu erfahren und echte Verbesserungen zu erzielen. Denken Sie an eine vergangene Lebensphase, in der sich harte Arbeit am Ende ausgezahlt hat. Welche Anstrengungen waren nötig und welches Ziel haben Sie dadurch erreicht?

- Nehmen Sie Feedback nicht persönlich. Konstruktive Kritik sollte als Impulsgeber angesehen werden, um besser zu werden und ggf. Ihre Handlungen anzupassen. Sehen Sie Feedback als wertvollen Hinweis, um etwas zu lernen.

Tipp:
Legen Sie ein Feedback-Tagebuch an. Immer dann, wenn Sie eine Kritik erhalten, analysieren Sie diese und überlegen, wie Sie die Rückmeldung nutzbringend in der Zukunft einsetzen können.

- Lassen Sie sich von Erfolgsgeschichten anderer inspirieren! Lesen Sie die Biografie einer Person, die Sie bewundern. Machen Sie sich bewusst, dass Menschen, die Großes bewirkt haben, immer zunächst Ablehnung, Misserfolg und Rückschläge durchlebt haben.

- Fortschritte, Erfolge und die persönliche Entwicklung reflektieren. Nehmen Sie sich Zeit, um darüber nachzudenken, was Sie auf Ihrem Weg bereits geschafft und gelernt haben. Wie hat sich Ihre Einstellung zu einer Sache im Laufe des Prozesses verändert? Haben Sie zu Beginn z. B. gedacht, „Das wird ja sowieso nichts" oder „Mal sehen, wie weit ich komme", und jetzt haben Sie erste Erfolge spüren können und sind engagiert, motiviert und überrascht? Schreiben Sie auf, wie sich Ihre Persönlichkeit durch diese Erfahrung verändert hat.

Resilienz durch Selbstvertrauen und Selbstakzeptanz

Prof. Dr. Klaus Lieb (* 1965), Direktor am Deutschen Resilienz-Zentrum der Universität Mainz, weist darauf hin, dass es rund 100 Faktoren gibt, die die Resilienz formen. „Eine große Rolle spielt z. B. die Art und Weise, ob wir optimistisch auf das Leben schauen und wie wir in stressigen Situationen reagieren. Wer ausgeglichen ist, kann schlechte Nachrichten viel besser relativieren und sich weniger aufregen.", so Prof. Dr. Lieb. Die sieben Säulen der Resilienz sind

- die Akzeptanz der eigenen Grenzen,
- die Konzentration auf Positives,
- die Kenntnis der eigenen Stärken und Schwächen,
- die Anwendung seiner Talente und Stärken für positive Erfahrungen,
- ein soziales Netzwerk und die Umgebung mit Gleichgesinnten,
- die Beherrschung der eigenen Emotionen und
- eine selbstbestimmte Zukunftsgestaltung.

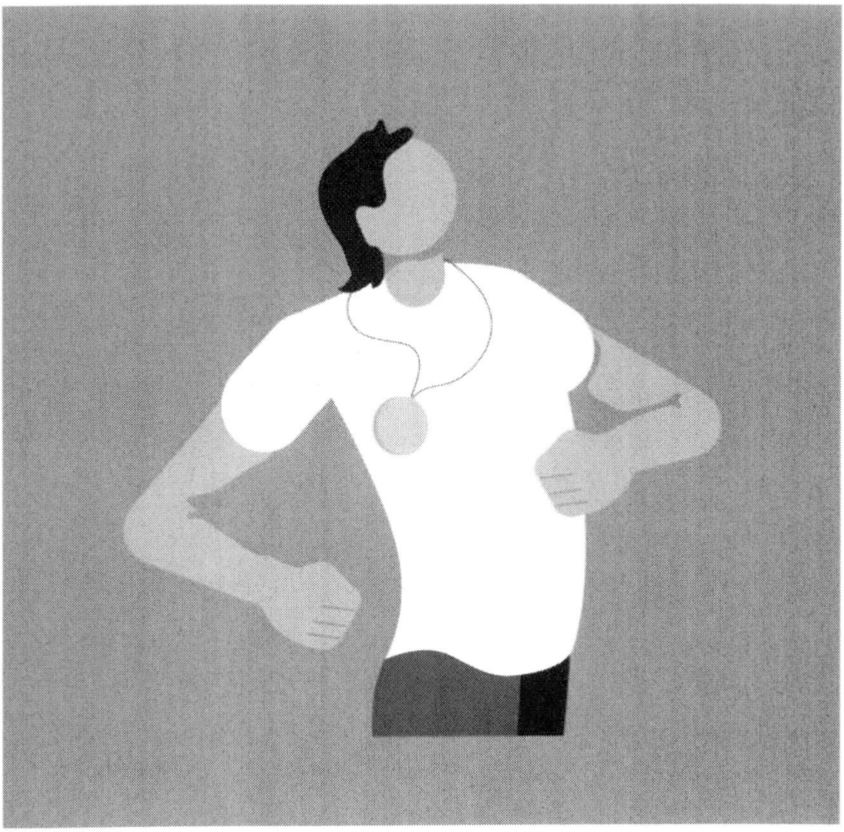

Eine der wichtigsten Resilienzübungen, die Selbstvertrauen und -akzeptanz fördert, ist das Treffen von Entscheidungen. Tagtäglich sehen wir uns einem Überangebot an Waren, Dienstleistungen und Möglichkeiten gegenüber, die Zweifel darüber erzeugen können, ob wir uns richtig entscheiden. Wenn wir ständig über verfügbare Optionen grübeln und Entscheidungen auf die lange Bank schieben, aus Angst, eine falsche Wahl zu treffen, erzeugt dies Stress und verbraucht kostbare Energie. Angst und Unsicherheit können zum ständigen Begleiter werden, wenn wir nicht lernen, selbstbewusst eine Entscheidung zu treffen, zu ihr zu stehen und die möglichen Konsequenzen zu tragen. Versuchen Sie, im Alltag Ihre Entscheidungsfähigkeit zu trainieren, indem Sie kleinere Wahlmöglichkeiten treffen, ohne sich zu verzetteln oder zeitintensiv alle Optionen abzuwägen.

Beispiel:
Sind Sie in einem Restaurant, bleiben Sie bei der Wahl, die Ihnen als Erstes ins Auge fällt und auf die Sie Appetit verspüren. Bekommen Sie eine Einladung, dann folgen Sie Ihrem Gefühl und sagen zu oder ab, je nachdem, ob Sie Lust darauf haben oder nicht. Sie lernen, auf die innere Stimme zu hören, zu den einmal getroffenen Entscheidungen zu stehen, und das Leben wird durch Ihre Entschlusskraft leichter.

Übung: Die 4-Fragen-Technik

Mit der 4-Fragen-Technik können Sie zukünftig schneller und leichter größere Entscheidungen treffen.

- Was hält mich zurück? Wie viele Gründe gibt es gegen eine Entscheidung? Welche Gründe gibt es gegen eine Entscheidung?

Mit der Beantwortung dieser Frage können wichtige Entscheidungen überdacht werden, falls notwendige Informationen aktuell noch fehlen, der Zeitpunkt falsch gewählt ist oder andere Umstände gegen die Entscheidung sprechen.

- Was befürchte ich?

Um sich seinen Ängsten zu stellen, ist es wichtig, diese zu erkennen. *Was könnte im schlimmsten Fall passieren?*

Um seine Ängste zu bezwingen, hilft es, sich mit den Folgen auseinanderzusetzen. Unter einer genaueren Betrachtung verlieren die Folgen ihren Schrecken oder Sie können sich auf die Konsequenzen mental besser vorbereiten und ihnen gestärkt gegenübertreten.

- Was würde passieren, wenn ich keine Entscheidung treffe?

Die Beantwortung dieser Frage motiviert Sie entweder zu einer sofortigen Entscheidung oder Sie werden sich neuen Perspektiven und Lösungsmöglichkeiten bewusst.

Übung für ein positives Selbstbild

Kennen Sie Ihre Stärken? Machen Sie sich diese bewusst. Notieren Sie fünf Talente und Charaktereigenschaften, über die Sie verfügen, und hängen Sie diesen Zettel an Ihren Badezimmerschrank. Persönliche Stärken können z. B. sein, dass

- Sie lieber anpacken, als lange herumzureden,
- Sie gut organisieren können,
- Sie ein guter Gastgeber sind,
- Sie ein Auge fürs Detail haben,
- Sie nicht nachtragend sind,
- Sie Humor haben,
- Sie andere Menschen aufheitern können,
- andere sich gern in Ihrer Gegenwart aufhalten,
- man sich auf Sie verlassen kann,
- Sie Loyalität zu Ihren Freunden und Verwandten zeigen,
- Sie sich sprachlich gut ausdrücken können,
- Sie geduldig und hilfsbereit sind,
- Sie vorurteilsfrei fremden Menschen begegnen und Situationen schnell einschätzen können.

Fällt Ihnen der oben genannte Punkt schwer, fragen Sie eine Ihnen nahestehende Person, welche fünf Stärken sie mit Ihnen verbindet. Vielleicht kommt hier Überraschendes zu Tage.

Selbstorganisation und Prioritätensetzung

Um ein erfolgreiches Selbstmanagement zu betreiben, sollten Sie auf die Lebensbereiche und Aufgaben, die für Sie bedeutungsvoll sind, mehr Augenmerk legen. Wenn eigene Prioritäten nicht berücksichtigt werden, sind wir anfällig für Fremdbestimmung, was Frust und Überforderung nach sich zieht. Um Prioritäten zu setzen, machen Sie sich bewusst, dass *dringend* nicht gleichbedeutend mit *wichtig* ist. Erledigungen, die dringend erscheinen, haben ein fixes Datum, zu welchem sie erledigt sein müssen. Kommen Sie der Aufgabe bis zu diesem Zeitpunkt nicht nach, winken häufig negative Folgen wie finanzielle Belastungen, Mahnpost, zusätzlicher, zeitlicher Mehraufwand oder unangenehme Konfrontationen mit anderen Personen. Wichtig sind dagegen Aufgaben, die Ihnen auf dem Weg zu einem Ziel helfen, Sie vorwärtsbringen und der persönlichen Entwicklung dienen und kein festes Erfüllungsdatum haben. Im Alltag gehen wir meistens davon aus, ohne darüber nachzudenken, dass dringende Aufgaben auch wichtig sind, was jedoch ein Trugschluss ist. Bei genauerer Betrachtung sind nur wenige Aufgaben auch gleichzeitig wichtig. Die Dringlichkeit einer Angelegenheit nimmt Ihre Energie in Anspruch, was Sie fälschlicherweise dazu veranlasst, ihr eine große Bedeutung beizumessen. So beschäftigen Sie sich unter Umständen über einen längeren Zeitraum mit vielen dringenden Aufgaben, die Sie stressen, unter Druck setzen, an Ihrer Energie zehren und Aufmerksamkeit einfordern und kaum mehr Raum lassen für wichtige, für Sie essenzielle, energiespendende Tätigkeiten. Auf lange Sicht kommen Sie in eine Dysbalance, da Sie mehr Energie in Dinge stecken, die Ihnen nichts zurückgeben, da die Erfüllung Ihrer persönlichen Ziele einfach zu kurz kommt. Die wichtigste Frage sollte daher immer lauten: Ist die Angelegenheit wichtig oder nur dringend? Oder beides zur selben Zeit? Mit der einfachen *ABC-Regel* können Sie in ein paar Minuten Prioritäten setzen und diese in einem Kalender oder auf einer To-do-Liste sichtbar kennzeichnen.

Die richtige To-do-Liste

Aufträge, die wichtig und dringend sind, werden mit einem *A* gekennzeichnet. Sie dienen Ihrer persönlichen Entwicklung und Realisierung Ihrer Wünsche und haben ein zeitliches Fenster. Dies sind die *wichtigsten* Aufgaben, in die Sie Zeit und Energie investieren sollten, und haben daher *höchste Priorität*.

Tätigkeiten, die keine zeitliche Vorgabe haben, aber wichtig für Ihren Erfolg und die Erreichung Ihrer Ziele sind, erhalten den Buchstaben *B* und die *zweithöchste Priorität.*

Erledigungen mit einem *C* sind weniger wichtig für Ihre persönliche Entfaltung, haben aber einen festen Erfüllungstermin. Die Majorität der Dinge, mit der wir uns im Alltag beschäftigen, stammt aus dieser Kategorie und raubt Zeit und Nerven. Als *dritthöchste Priorität* sollten diese Aufgaben unter großzügiger Berücksichtigung der Terminlichkeit erledigt werden. Idealerweise strukturieren Sie diese Aufgaben, indem Sie diese zusammenfassen, z. B.

- das Bezahlen aller Rechnungen am selben Tag,
- die Einrichtung von Daueraufträgen,
- Korrespondenzen oder Telefonate in einem Schwung abarbeiten,
- Fahrten zu bestimmten Orten miteinander kombinieren und
- Hausarbeiten auf einen bestimmten Tag legen.

Delegieren Sie diese z. B. an

- andere Familienmitglieder,
- Kollegen oder
- externe Dienstleister

oder fixieren Sie sie auf einen Tag oder Zeitpunkt, um Stress aufgrund von verspäteter Erledigung zu vermeiden. Ein sehr anschauliches Beispiel ist die Erledigung der jährlichen Steuererklärung. Wenn Sie bereits das ganze Jahr über erforderliche Dokumente und Bescheinigungen abheften, brauchen Sie diese nur noch zu Beginn des Jahres sortieren und können mit der Steuererklärung beginnen.

Wichtig für die Anwendung der ABC-Regel ist, dass Sie für A-Aufgaben ca. 60 % Ihrer Zeit aufwenden, für B-Aufgaben 25 % einplanen und 15 % für C-Aufgaben freistellen. Als Orientierung planen Sie täglich 2 A-Aufgaben mit einer Dauer von drei bis dreieinhalb Stunden ein, 3 B-Aufgaben mit einer maximalen Länge von einer bis eineinhalb Stunden und zu guter Letzt so wenig wie möglich C-Aufgaben mit einer Zeitspanne von maximal 60 Minuten.

Die Kraft der positiven Selbstgespräche

Jeder Gedanke, der sich in Ihrem Geist formt, kann als ein Selbstgespräch betrachtet werden, aber auch wenn Sie hörbar in unbeobachteten Momenten mit sich selbst reden oder eine Handlung mit Kommentaren begleiten, führen Sie ein Gespräch mit der eigenen Person. Diese Gedanken und ausformulierten Worte können uns behindern, wenn sie Kritik enthalten oder negativ gestaltet sind, auf der anderen Seite aber auch dienlich sein, denn positive Worte und Ideen helfen uns, uns anzuspornen, konzentriert zu bleiben und uns mental auf etwas vorzubereiten. Positive Selbstgespräche sind entweder Monologe, die keine Handlungsanweisungen darstellen und lediglich dazu dienen, Energien, Tätigkeiten und geistige Haltungen zu verbessern, indem sie aufmunternd, liebevoll und unterstützend begleiten, wie z. B. „Ich habe eine derartige Lage schon einmal sehr gut gemeistert", oder enthalten klare Instruktionen, die Sie an sich selbst richten, wie konkrete Anweisungen zur Konzentration, Ausführung bzw. Erledigung einer Sache, wie beispielsweise „Jetzt atme ich einmal durch und dann geht es frisch an die neue Sache". Besonders hilfreich sind instruktionale Monologe beim Erlernen und Umsetzen neuer Inhalte, wenn ein Feedback von anderen Personen nicht verfügbar ist. Wenn Sie in einem Kurs gelernt haben, sich rückenschonend zu bewegen, und die Bewegungen in Ihren Alltag integrieren möchten, kann es hilfreich sein, wenn Sie sich anleiten und dadurch Ihre Aufmerksamkeit auf den Moment richten, indem Sie sich sagen: „So, nun den Kopf gerade halten und nach rechts drehen."

Aus dem Profisport, wo Athleten durch positive Selbstgespräche ihre Leistungsfähigkeit verbessern, sich motivieren und den Geist mental auf Sieg programmieren, stammen die nachfolgenden Tipps, die auch im Alltag nützliche Tools sind.

Tipps für positive Selbstgespräche

1. Es ist unmöglich, negative und positive Selbstgespräche zur gleichen Zeit zu führen. Daher konzentrieren Sie sich auf antriebsfördernde, zustimmende und optimistische Gedanken und Worte, kurzum: *Konzentrieren Sie sich auf das, was Sie wollen, und nicht auf das, was Sie nicht wollen.*

Beispiel:
„Ich fahre heute auf der Autobahn ohne große Verzögerungen nach Hause" anstelle von: „Ich will heute nicht schon wieder im Stau stehen."

2. Leistungssportler, die von Zeit zu Zeit ihre Selbstgespräche notieren, entwickeln ein Gespür für das Thema negativer Selbstgespräche und dessen Folgen. Dies ist besonders wichtig, um negativen Glaubenssätzen auf die Spur zu kommen und die an sich selbst adressierten Gedanken und Worte in eine positive Richtung zu lenken. *Nehmen Sie sich die Zeit, um Ihre Selbstgespräche hin und wieder aufzuschreiben, denn dies zeigt Ihnen sehr schnell auf, an welchen Themen Sie arbeiten sollten.*

3. Studien aus dem Leistungssport haben gezeigt, dass von Athleten benutzte Metaphern große Veränderungen in der Leistung und positive Verhaltensänderungen herbeiführen. *Formulieren Sie für sich Metaphern oder denken Sie in Bildern, mit denen Sie sich identifizieren können und die animierend wirken,* z. B.: „Ich bin stark wie ein Löwe", „Ich bin flexibel wie eine Tänzerin", stellen Sie sich eine ruhige Seeoberfläche vor und sprechen Sie „Ich bin ruhig und ausgeglichen wie dieser See", denken Sie an flauschige Wolken und sagen Sie „Ich bin geschützt, nichts kann mir passieren."

4. *Stoppen Sie negative Gedanken und Selbstgespräche sofort, wenn Sie auftreten, durch ein Signalwort oder einen haptischen und optischen Trigger.* Sagen Sie laut „Stopp" oder klatschen Sie einmal in die Hände, klopfen Sie auf die Tischplatte, schnippen Sie mit den Fingerspitzen oder berühren Sie Ihr Knie. Sie entziehen dem Gedanken augenblicklich Ihren Fokus und können einen positiven Ersatz finden. Denken Sie z. B. „Darauf habe ich ja überhaupt keinen Bock", stoppen Sie diesen Gedanken und ersetzen ihn durch „Ich werde mein Bestes geben" oder „Vielleicht finde ich ja eine Sache, die mir Freude bereitet". Langfristig trainieren Sie sich auf diese Weise sprichwörtlich negative Denkmuster ab.

Mentale Übungen zur Stärkung des Selbstbewusstseins

Sie haben bereits erfahren, wie Glaubenssätze sich häufig in der Kindheit entwickeln. Wenn Ihnen z. B. eine Aufgabe sofort abgenommen wurde, sobald sie nicht auf Anhieb funktionierte, könnte Sie das veranlasst haben, ein Gedankenmuster zu entwickeln, welches besagt, dass alles immer sofort funktionieren muss oder dass Sie ohne fremde Hilfe nicht in der Lage sind, Aufgaben und Probleme zu bewältigen. Manchmal war es auch ein einfacher Satz aus dem Mund unserer Eltern, welcher uns nachhaltig geprägt hat, z. B. „Fußball liegt dir einfach nicht“. Solche Sätze könnten dazu geführt haben, dass Sie als erwachsener Mensch ein geringes Selbstbewusstsein tragen. Mit Hilfe von mentalen Übungen, wovon Sie einige, wie die Visualisierung, Fantasiereisen und Affirmationen, in diesem Buch bereits kennengelernt haben, lässt sich ein starkes Selbstbewusstsein lernen, wobei der Erfolg in der konsequenten Anwendung, Geduld und Ausdauer liegt. Das Mentaltraining richtet sich an ein positives Ziel und ist ein wiederholtes, planmäßiges, intensives Vorstellen von Situationen oder Aktionen mit Hilfe aller vorhandenen Sinne, ohne die Handlung körperlich auszuführen. Es funktioniert, da das Gehirn nicht unterscheidet, ob sich eine Erfahrung nur erdacht oder tatsächlich gelebt wird. Je öfter Sie sich „selbstbewusst denken“, desto schneller werden Sie die reale Erfahrung in der Außenwelt zu spüren bekommen. Um mit diesem Kopfkino erfolgreich zu arbeiten, dürfen Sie folgende Punkte nicht außer Acht lassen:

- Ein selbstbewusster Mensch hat eine gerade, aufrechte Haltung. Die Schultern sind nach hinten genommen und der Brustkorb ist aufgerichtet. Stellen Sie sich vor, Sie würden ein Buch auf dem Kopf balancieren. Der Blick ist offen nach vorn gerichtet, Ihre Füße stehen hüftbreit auseinander und Sie stehen fest wie ein Baum auf der Erde. Fließende Armbewegungen und nach oben gerichtete Handflächen beim Gestikulieren signalisieren Vertrauen und Ehrlichkeit. Lächeln Sie. Das „Power Posing“ wird bereits in der Verhaltenstherapie angewendet, da wir uns durch die Einnahme einer sicheren Körperhaltung bereits selbstbewusster fühlen. Üben Sie jeden Tag für 2 Minuten, eine Siegerpose einzunehmen, als hätten Sie einen Preis gewonnen, strecken Sie dabei beide Arme in die Luft. Treffen Sie auf eine Person, üben Sie sich in einem sicheren Händedruck und schauen dieser direkt in die Augen.

- Eine kräftige und gleichmäßige Stimme ist selbstbewusst und sollte nicht brechen, dünn werden oder in der Tonart stark nach oben oder unten schwanken. Sprechen Sie langsam und deutlich mit Betonung und vermeiden Sie Lückenfüller und Stotterer wie „äh“, „also“ und „na ja“. Üben Sie jeden Tag zwei Minuten vor dem Spiegel eine sichere und lückenlose Rede, stellen Sie sich z. B. vor, Sie müssten Ihrem Hausmeister oder Vermieter ein Problem schildern und um Abhilfe bitten.

• Hier ist Wohlfühlen die Devise. Selbstbewusst zu agieren setzt voraus, dass Sie sich wohl in Ihrer Haut fühlen. Zwickt die Hose, sind die Schuhe zu eng, behindern Haare Ihre Sicht oder schwitzen Sie aufgrund von Kunststoffmaterialien in der Kleidung, ist es mit der Souveränität dahin. Ihre Kleidung und Ihre Erscheinung sollen Ihre Wellness unterstützen und nicht behindern.

Ihr Daily Power-Prayer

Starten Sie den Tag doch einmal mit einem *„Daily Power-Prayer"*, indem Sie Ihre Wünsche und Anliegen kraftvoll an eine höhere Macht adressieren, z. B. das Universum, Gott, Buddha, Jesus, Ihr höheres Selbst, Naturgötter, Erzengel, Schutzengel, die Heilige Mutter Gottes Maria oder den Äther.

Lieber Gott (hier dürfen Sie ansprechen, wen Sie möchten), ich bitte dich um Kraft und Führung für den heutigen Tag. Hilf mir, meine einzigartigen Talente und Eigenschaften zu erkennen, die du mir gegeben hast. Wenn ich mich schwach und hilflos fühle, erinnere mich daran, dass du mich stark, heil und perfekt geschaffen hast. Wenn ich zweifle oder negative Selbstgespräche aufkommen, hilf mir, diesen nicht zu glauben und meiner inneren Stärke zu vertrauen. Ich bete für die Kraft, alle Hindernisse auf meinem Weg zu überwinden und diesen Tag mit Selbstvertrauen und einer positiven Haltung entgegenzutreten. Gib mir die Kraft, andere so zu lieben, wie du mich liebst. Amen. (oder alternativ „So ist es und so sei es.")

Gemeinsam statt einsam: Soziale Unterstützung

Aufbau und Pflege unterstützender Beziehungen

Es kann Freundschaften und Beziehungen geben, die sich im Laufe einer Depression in Luft auflösen. Die Gründe können vielfältig sein, sei es mangelnde Kenntnis über die Erkrankung, kein Verständnis für die Lage des Betroffenen oder eine von Beginn an sehr oberflächliche Freundschaft. Wie in jeder Krise trennt sich dabei im näheren Umfeld die Spreu vom Weizen. Nur, wer über das Krankheitsbild Wissen besitzt, kann nachvollziehen, warum sich Betroffene zurückziehen, verstehen, was sie durchmachen, und Hilfe anbieten. Leider ist es nach wie vor weit verbreitet, dass eine Depression mit Charakterschwäche oder Vermeidungstaktik assoziiert wird. Aufklärung und eine ehrliche Kommunikation sind nötig, wenn Sie bestehende Beziehungen pflegen möchten. Dabei sollten Sie klarmachen, dass die Depression mehr ist als die temporäre Traurigkeit über ein negatives Ereignis wie Liebeskummer, Ärger am Arbeitsplatz oder eine verpatzte Prüfung und Sie tagelang nicht aus dem Bett kommen, nicht mehr schlafen können, keine Hoffnung mehr haben und Ihnen die Fähigkeit zur Freude abhandengekommen ist. Echte Freunde und liebe Menschen verstehen das und kümmern sich selbst um weiterführende Informationen, z. B. bei der Deutschen Depressionshilfe. Damit Sie sich auch in Phasen der Isolation Ihrem „unsichtbaren Netz" an Rückhalt bewusstwerden, hängen Sie schöne Erinnerungsfotos, die Sie gemeinsam mit Freunden und Familie zeigen, auf.

Nicht jeder Mensch hat das Glück, seine Familie in unmittelbarer Nähe zu haben oder über harmonische Familienbeziehungen zu verfügen. Hier hilft es, sich auf die Dinge zu konzentrieren, die verbinden, anstatt darauf, was uns voneinander trennt. Wann haben Sie das letzte Mal Kontakt zu Familienmitgliedern aufgenommen bzw. einen Besuch oder eine gemeinsame Unternehmung geplant? Sofern es Ihr emotionaler Zustand zulässt, könnten Sie sich vorstellen, Ihre Familienbeziehungen zu fördern? Im Gegensatz zur Familie können Sie sich Ihre Freunde und Bekanntschaften aussuchen.

Tipps im Umgang mit Freunden bzw. Familie

- Machen Sie deutlich, dass Ihnen die Menschen etwas bedeuten und Sie sie nicht verlieren möchten, obwohl Sie in der aktuellen Phase Schwierigkeiten haben, dies zu zeigen. Dazu zählt, dass Sie
  - Ihre Zuneigung an- und aussprechen,
  - eine Person Ihres Vertrauens als Vermittler beauftragen,
  - moderne Kommunikationstechniken nutzen und eine E-Mail oder Chatnachricht verfassen,
  - Blumen oder kleine Geschenke verschicken oder schlichtweg eine Karte bzw. einen Brief schreiben. („Lieber Max, ich möchte, dass du weißt, wie wichtig du für mich bist. Es geht mir im Moment nicht gut. Ich werde mich für eine Weile zurückziehen und ich kann dir im Moment nicht sagen, wie lange dies dauern wird. Ich brauche Zeit für mich. Wenn es mir besser geht, wirst du es als Erstes erfahren. Ich hab dich lieb / Ich liebe dich. Deine Julia.)
- Erklären Sie ehrlich, wie viel Kraft alltägliche Dinge kosten, z. B. ein einfaches Telefonat, was früher selbstverständlich war.
- Lassen Sie Ihr Umfeld an Ihrem Heilungs- und Therapieweg teilhaben.
- Da Ihr Umfeld oft ratlos ist, wie es Sie zukünftig unterstützen kann, sind klare Vereinbarungen und Wünsche Ihrerseits zu verbalisieren. Das könnte z. B. sein, dass Sie einen festen Tag im Monat / in der Woche vereinbaren, an dem Sie miteinander kommunizieren, Sie könnten darum bitten, in Ruhe gelassen zu werden, bis Sie eigenständig auf Ihr Gegenüber zukommen, Sie könnten sich bis auf Weiteres nur Briefe oder E-Mails schreiben, sich zu einem schweigenden Spaziergang verabreden und tatsächlich nur dann reden, wenn Sie bereit sind, das Schweigen zu brechen, oder eine eindeutige Signalsprache vereinbaren (z. B. ein lachender Emoji bedeutet „Ja, heute geht es mir gut", ein weinender Emoji bedeutet „Nein, heute geht es mir gar nicht gut", ein Negativzeichen bedeutet „Bitte ruf mich nicht an / Lass mich in Ruhe", ein Positivzeichen bedeutet „Bitte ruf mich an / Ich brauche dich").
- Bitten Sie um Hilfe. Wenn Sie jemanden aus der Familie oder dem Freundeskreis benötigen, sagen Sie es. Denken Sie immer daran, dass, wenn Sie sich zurückziehen, Ihr Umfeld vielleicht automatisch davon ausgeht, dass Sie in Ruhe gelassen werden möchten. Ihre Familie und Freunde können nicht erahnen, was täglich in Ihrem Kopf vorgeht. Darum ist es wichtig, dass Sie um Hilfe bitten, wenn Sie sie brauchen. Jede Person, der Sie wichtig sind, wird dankbar über Ihren Schritt sein. Sind Familienbeziehungen und -kontakte eher schwierig, können Sie vereinbaren, sich vorerst nur mit einer Person aus Ihrer Familie, z. B. nur mit Ihrem Vater oder einer Tante, zu treffen. Diese können dann dem Rest der Familie berichten, wie es Ihnen geht, und Sie verlieren sich nicht ganz aus den Augen.

Tipps, um einfacher in Kontakt mit Gleichgesinnten zu treten

- Überlegen Sie, ob Sie einer Selbsthilfegruppe beitreten können. Dort finden Sie Gleichgesinnte, mit denen Sie sich austauschen können.
- Besuchen Sie Volkshochschulkurse zum Thema Stressbewältigung, Depression, Entspannung, Bewegung, Selbstfindung oder kreative Tätigkeiten. Das VHS-Programm erscheint 2-mal im Jahr und ist im Gegensatz zu privaten Anbietern kostengünstig.
- Alle Volkshochschulen bieten kleine und größere Exkursionen in unmittelbarer Umgebung an. Diese sind häufig kostenfrei bzw. nur mit einem minimalen Beitrag belegt.
- Treten Sie einem Verein bei. Ob sportlicher, künstlerischer, politischer, gemeinnütziger oder sozialer Art, bleibt Ihrem persönlichen Interesse überlassen.
- Lernen Sie Ihre Nachbarn kennen. Laden Sie zu einem Balkon- oder Hoffest ein, überbringen Sie ein Stück Kuchen an der Tür oder halten Sie einen Plausch in der Waschküche.
- Gehen Sie in den Park oder setzen Sie sich in ein Café. Sie werden überrascht sein, wie viele Menschen allein auf einer Parkbank oder an einem Tisch sitzen. Mit etwas Überwindung oder einem kleinen Lächeln ergibt sich unter Umständen eine nette Unterhaltung.
- Besuchen Sie Konzerte, Theateraufführungen, Ausstellungen und Museen.
- Besuchen Sie einen Flohmarkt, entweder als Besucher oder als Verkäufer. Es ist bekannt, dass Flohmarktgänger und -verkäufer sehr kommunikativ sind.
- Geben Sie eine Anzeige in einer lokalen Zeitschrift auf oder machen Sie einen Aushang an der Pinnwand in einem Supermarkt oder öffentlichen Gebäude wie Rathaus, Bücherei etc. Ob Sie einen Partner für sportliche Freizeitaktivitäten, gemeinsame Interessen kultureller Art, wie Theater- und Konzertbesuche, die Gründung eines Stammtisches für Menschen mit depressiven Erkrankungen anstreben oder einfach jemanden zum Reden suchen, entscheiden Sie.
- Soziale Medien machen es leicht: Finden Sie neue Bekanntschaften im Internet. Viele Beiträge zum Thema Depression wie Blogs, Webseiten, Videos und Foren versammeln Nutzer mit gleichen Erfahrungen.

- Möchten Sie alte Kontakte reaktivieren? Suchen Sie im Internet nach alten Schulfreunden oder Kollegen und schreiben Sie diese an. Es tut gut, in gemeinsamen Erinnerungen zu schwelgen.
- Es gibt viele Veranstalter, die auf Single-Reisen und -Veranstaltungen spezialisiert sind. Dort treffen Sie Menschen, die allein sind und sich Kontakt wünschen.
- Besuchen Sie öffentliche Lesungen und Buchvorstellungen in Ihrer örtlichen Bücherei.
- Fragen Sie in einer Gemeinde Ihrer Wahl nach öffentlichen Gruppen und Veranstaltungen.

Kommunikationsfähigkeiten und Konfliktlösungsstrategien

Um Konflikte in sozialen Beziehungen während einer Depression zu hinterfragen, hat sich folgende Fragestellung „The Work" der amerikanischen Achtsamkeitslehrerin Byron Katie (* 1942) bewährt. Bevor Sie vorschnell handeln und Freundschaften/Partnerschaften abbrechen, wenden Sie diese Technik an, denn die Depression verzerrt Ihre Gefühlswelt und verhindert die objektive Beurteilung einer zwischenmenschlichen Situation. Dies lässt sich auch in der Lösung von anderen Problemen anwenden.

Übung: The Work

- Ist der Gedanke wahr?
- Können Sie 100-prozentig sicher sein, dass Ihr Gedanke wahr ist und die Realität objektiv wiedergibt?
- Wie geht es Ihnen mit diesem Gedanken?

Hier legen Sie ein besonderes Augenmerk auf körperliche Reaktionen und Empfindungen, z. B. flaues Gefühl im Magen, Übelkeit, Zittern etc.

- Wie würde es Ihnen ohne diesen Gedanken gehen?

Wenn sich hier eine spürbare Erleichterung und Verbesserung der Konfliktsituation einstellt, ist dies ein eindeutiger Hinweis darauf, dass die aktuell gefühlte Notwendigkeit zur Konfliktlösung eine Illusion und Ihrer depressiven Erkrankung geschuldet ist.

Bahnen sich in Ihrem Umfeld Konflikte an und Sie haben weder die Kraft noch die Energie, diese zu bewältigen, überlegen Sie, diese zu vertagen, zu umgehen oder Ihre Beteiligung zu entsagen. In häufigen Fällen werden Sie in Streitereien hineingezogen, die Sie gar nicht unmittelbar betreffen. Ihr persönliches Wohlergehen ist wichtiger als eine falsch verstandene Solidaritätsbezeugung.

Das 4-Schritte-Modell der gewaltfreien Kommunikation ist ein sehr nützliches Muster, um Konflikte zu lösen und gleichzeitig an Selbstentwicklung, -akzeptanz und Empathiefähigkeit zu arbeiten:

1. Beschreiben Sie Ihre Beobachtung der Lage sachlich, objektiv, aus der Adlerperspektive. Sie können Umstände, Fakten und Handlungsabläufe wiedergeben, so wie Sie sie beobachtet haben. Verwenden sie Ich-Botschaften dafür: „Ich habe gesehen, dass du mit den Augen gerollt hast."
2. Drücken Sie Ihre Gefühle aus, die die Situation hervorgerufen hat: „Ich fühle mich nicht ernst genommen."
3. Bringen Sie Ihre Bedürfnisse und Werte, die die Situation oder die Beziehung betreffen, zum Ausdruck: „Deine Unterstützung ist mir wichtig."
4. Formulieren Sie einen Wunsch oder eine Bitte an Ihr Gegenüber, damit der Konflikt beigelegt werden kann: „Könntest du mir in Zukunft sagen, wenn du mit etwas nicht einverstanden bist?"

Eine positive Kommunikation zwischen zwei Menschen, die Gefühle und Bedürfnisse beider Parteien berücksichtigt und somit die soziale Bindung stärkt, kann auf Grundlage des 6-Säulen-Modells von Kommunikationsprofessor Julien Mirivel (* 1978) geführt werden:

- Als erste Handlung der Kommunikation wird der Gesprächspartner gegrüßt. Je nachdem, in welcher Beziehung Sie zu diesem stehen, kann dies respektvoll, akzeptierend, liebevoll, wertschätzend, humorvoll, offen, mit positiven Berührungen oder Gesten unterstützt passieren.
- Stellen Sie Fragen. Um Interesse und Empathie zu signalisieren, stellen Sie Ihrem Gegenüber Fragen, um etwas über ihn, sein Leben, seine Meinung, Ideen und Interessen, den Tagesablauf, Pläne, Gefühle, Befindlichkeiten, Gesundheit, seine Vergangenheit etc. zu erfahren.
- Machen Sie Komplimente oder bringen Sie Ihre Verbundenheit zum Ausdruck. Sie können Ihren Gesprächspartner loben, Ihre Anerkennung äußern, eine Bewunderung aussprechen oder Ihre Verbundenheit durch positive Berührungen und Gesten unterstützen, z. B. die Hand nehmen, über die Wange streichen, umarmen, auf die Schulter klopfen oder sich verbeugen.
- Vertiefen Sie die Beziehung, indem Sie sich offenbaren. Dazu gehört, dass Sie sich öffnen, sich Ihrem Gegenüber anvertrauen, sich verletzlich zeigen, Ihre Emotionen zum Ausdruck bringen und Ihrem Gesprächspartner etwas Persönliches erzählen und ihn an Ihrem Leben teilhaben lassen.
- Bestärken Sie Ihr Gegenüber, indem Sie ihm Unterstützung, Verständnis und Ermutigung für die besprochenen Themen entgegenbringen.
- Hören Sie Ihrem Gegenüber aktiv zu. Das bedeutet, dass Sie ihn wirklich verstehen wollen und sich in ihn hineinversetzen möchten. Stellen Sie Verständnisfragen, fassen Sie Gehörtes zusammen und lassen Sie sich bestätigen, ob Sie alles richtig verstanden haben. Halten Sie Augenkontakt und reagieren Sie auf das Gespräch auch mit nonverbaler Kommunikation wie Gesichtsausdrücken und Gesten. Unterbrechen Sie nicht, wenden Sie sich der Person körperlich zu und zeigen Sie sich empathisch.

Gemeinschaftliche Unternehmungen und Gruppenaktivitäten

„Nur gemeinsam sind wir stark." In diesem Satz steckt viel Wahrheit, denn Erfahrungen, die Sie gemeinsam mit anderen Menschen machen, fördern das Zugehörigkeitsgefühl, erzeugen Zusammenhalt in der Runde, stärken die Beziehungen untereinander, verbinden durch gemeinschaftlich gewonnene Erkenntnisse und bieten in schwachen Momenten kollektive Unterstützung. Wenn sich mehrere Personen einem bestimmten Ziel verschrieben haben, verleiht dies eine viel stärkere Motivation, als wenn Sie sich alleine auf den Weg machen. Im Kollektiv können Sie sich gegenseitig anfeuern, inspirieren und zum Durchhalten animieren, gleichzeitig lernen Sie auf einen Schlag die verschiedensten Sichtweisen anderer Personen kennen, kommen auf neue

Gedanken und stellen unter Umständen erleichtert fest, dass andere Menschen vor denselben Herausforderungen stehen wie Sie selbst. Unternehmungen in Gruppen erschaffen gemeinsame Erinnerungen und multiplizieren das Engagement der Mitglieder. Teil eines größeren Teams zu sein,

- bringt Ihre Talente zum Vorschein, die Sie innerhalb der Gruppendynamik freiwillig einbringen,
- fördert Ihre Kreativität durch den Input anderer Personen,
- verbessert Ihre Kommunikationsfähigkeiten durch den Austausch über ein gemeinsames Ziel/Thema,
- optimiert Ihr Selbstwertgefühl, da Sie von der Gruppe angenommen und wertgeschätzt werden,
- schenkt Ihnen Lob und Anerkennung von anderen Gruppenteilnehmern,
- verbessert Ihre Stimmung durch die Energie und Zielrichtung der Gruppe,
- stärkt Ihr Wohlbefinden, da Sie sich nach einer Anlaufphase in der Gruppe sicher fühlen und authentisch kommunizieren können und
- stärkt Ihre Empathie, indem Sie für die anderen Gruppenmitglieder Respekt und Verständnis entwickeln.

Wenn Sie sich zusätzlich einer Gruppe anschließen, deren Aktivitäten Ihnen Spaß bereiten, dann verbessern Sie ganz mühelos Ihr Wohlbefinden und arbeiten unkompliziert an Ihrer Persönlichkeitsentwicklung.

Online-Communitys und Foren für den Austausch

In Zeiten des Rückzugs und persönlicher Schwierigkeiten, das Haus zu verlassen und unter Menschen zu gehen, kann das Internet ein Hilfsmittel darstellen, um den Kontakt zur Außenwelt nicht zu verlieren. Diverse Online-Communitys wie Instagram, Facebook, TikTok, Telegram und Diskussionsforen bieten die Gelegenheit zum Kontakt mit anderen, von Depression Betroffenen und deren Angehörigen. Hier können Sie sich Rat holen und über Erfahrungen austauschen. Ob Sie sich anonym einem Forum einer Webseite anschließen oder selbst eine Gruppe gründen, bleibt selbstverständlich Ihrem persönlichen Geschmack überlassen. Diese Art der „digitalen Selbsthilfe" ist zeitlich und räumlich unabhängig und kann ein Ausgangspunkt für spätere echte und reale Kontakte sein. Die Nutzung der modernen Kommunikationstechniken sollte allerdings stets mit einem achtsamen Auge verfolgt werden. Wenn Sie bemerken, dass Sie mehr Zeit online verbringen als mit der Verwirklichung Ihrer persönlichen Ziele, dann ist Vorsicht geboten. Legen Sie sich täglich ein Limit, wie viel Zeit Sie am Bildschirm verbringen möchten. Hier kann nur eine Empfehlung gegeben werden, die auf Orientierungszahlen für

Kinder basiert. Als Erwachsener können Sie sich auf maximal 3 Stunden am Tag festlegen. Da eine intensive Mediennutzung die neuronalen Strukturen des Gehirns negativ beeinflusst und das Blaulicht der Oberflächen von Handy und PC den Schlafzyklus stört, sollte 2 Stunden vor dem Schlafengehen keine Bildschirmnutzung mehr stattfinden. Gleichzeitig sollte Sie die digitale Kommunikation nicht herunterziehen, Sie in der Beschäftigung mit negativen Gedanken bestärken, die Gedankenspirale anfeuern und den hoffnungslos erscheinenden Tunnelblick verstärken.

Vermeiden Sie tägliche Newsticker und aktuelle Nachrichten-Webseiten, die Sie mit negativen Meldungen aus aller Welt in Ihren Bann ziehen wollen. Meiden Sie Videos oder Zusammenfassungen über die Aufarbeitung von weltbekannten Mord-, Terror- und Katastrophenfällen. Halten Sie Abstand von der Beschäftigung mit Grusel- und blutigen Horrorgeschichten und -serien.

Professionelle Hilfe und therapeutische Unterstützung

Eine möglichst frühe Intervention therapeutischer Maßnahmen ist besonders bei mittelschweren und schweren Depressionen sowie chronischen Depressionen anzuraten, da die Symptome sich verstärken und schwieriger in den Griff zu bekommen sind. Sofortige Hilfe ist bei Suizidgefahr erforderlich. Bei leichten, erst beginnenden depressiven Verstimmungen kann durchaus versucht werden, durch Selbsthilfemaßnahmen eine Verbesserung herbeizuführen, dennoch sollte ein Arzt konsultiert werden, um die Erfolge zu besprechen und um den Prozess unterstützend zu begleiten. Bessert sich Ihr Zustand innerhalb weniger Wochen nicht, ist weitere Hilfe zu suchen. Ihr Hausarzt oder Betriebsarzt kann die Beantragung einer Rehabilitationsmaßnahme in die Wege leiten, Sie bei der Inanspruchnahme diverser Gesundheitskurse, die von der Krankenkasse angeboten werden, unterstützen und Sie an Psychotherapeuten überweisen. Falls Sie noch unschlüssig sind, ob Sie einen Therapeuten, eine psychologische Beratung oder überhaupt professionelle Hilfe in Anspruch nehmen sollen, beantworten Sie die nachfolgenden Fragen. Dieser Test ist zwar kein Ersatz für eine ärztliche Beurteilung, aber er zeigt Ihnen auf, dass eine medizinische Behandlung anzuraten ist. Je mehr Fragen Sie mit Ja beantworten, desto höher ist die Wahrscheinlichkeit, dass eine therapeutische Behandlung für Ihre Genesung notwendig ist.

- Weinen Sie in letzter Zeit mehr als sonst?
- Haben Sie das Interesse und die Leidenschaft an Dingen und Freizeitaktivitäten verloren, die Ihnen früher sehr viel Freude bereitet haben?
- Sind Sie oft müde und energielos?
- Haben Sie Schwierigkeiten, ein- oder durchzuschlafen? Schlafen Sie nur wenige Stunden am Stück und wachen mehrfach in der Nacht auf?
- Leiden Sie unter körperlichen Beschwerden, für die es nach Untersuchungen keine medizinischen Befunde gibt?
- Haben Sie negative oder sorgenvolle Gedanken, die sich stets wiederholen?
- Gehen Sie sozialen Interaktionen bewusst aus dem Weg, weil Sie Ihnen Kraft kosten oder Sie ängstlich sind?
- Fühlen Sie sich häufig nutzlos und haben Schuldgefühle?
- Bemerken Sie in letzter Zeit eine Gewichtszunahme oder -abnahme, ohne dass Sie Ihre Ernährung geändert haben?
- Haben Sie Schwierigkeiten, sich zu konzentrieren?
- Trinken Sie Alkohol oder nehmen Sie Drogen, um mit dem Alltag fertigzuwerden?
- Haben Sie Schwierigkeiten, Beziehungen zu Freunden und Familie aufrechtzuerhalten? Ziehen Sie sich in letzter Zeit immer häufiger zurück?
- Erkennen Sie eine Beeinträchtigung Ihrer Lebensqualität?
- Benötigen Sie Hilfe, um mit Ihren Gemütslagen, Stimmungen und Gefühlen zurechtzukommen?
- Beeinflussen Ihre Emotionen die Leistung am Arbeitsplatz, im Privatleben oder im Studium?
- Bemerken Sie eine Abnahme der sexuellen Bedürfnisse?

Familien- und Freundeskreis als Rückhalt

Prof. Beate Ditzen (* 1975) von der Universität Heidelberg erforscht die Auswirkungen sozialer Verbundenheit auf Psyche und Körper und betont, wie wichtig es ist, stabile soziale Verbindungen zu pflegen. Viele internationale Studien belegen, dass Menschen mit einem sozialen Rückhalt länger leben, ein stärkeres Immunsystem haben, weniger anfällig für chronische Krankheiten und insgesamt glücklicher sind. In einem Verbund, einer Gemeinschaft, Gruppe, Familie, einem Clan oder einer Organisation begreifen wir uns als ein Teil des Ganzen, erfahren Zugehörigkeit, Geborgenheit, Unterstützung, Anteilnahme und Sympathie, Empathie und Liebe. Teil eines Netzwerkes zu sein bedeutet auch, dass wir durch die Gemeinschaft gehalten werden, Stabilität erfahren und zu persönlicher Stärke gelangen.

Überlegen Sie, wie Sie Kontakte zu Familienmitgliedern und Freunden mit der Erreichung Ihrer persönlichen Ziele und Selbstorganisation im Alltag verknüpfen können:

- Können Sie sich im Alltag mehr Freiraum verschaffen, indem Sie Familienmitglieder zur Unterstützung heranziehen, z. B. bei der Betreuung Ihrer Kinder, der Erledigung von Einkäufen, der Hilfe bei der Hausarbeit oder dem Kochen von gesunden Mahlzeiten?
- Können Sie Freunde und Familienmitglieder unterstützen, indem Sie sich gemeinsam mehr bewegen, in die Natur gehen, Radtouren, Ausflüge, Wanderungen und Spaziergänge planen? Überlegen Sie, wer aus Ihrem Umfeld ähnliche Interessen vertritt und gleichsam motiviert sein könnte.
- Eröffnen Sie Ihrem engsten Umfeld Möglichkeiten, sich an Ihrem Genesungsweg und Ihrer therapeutischen Arbeit zu beteiligen, z. B. lassen Sie sich von einer Person zur Therapie fahren bzw. wieder abholen oder können Sie Ihre Familie sogar unter Umständen dazu bewegen, mit Ihnen eine Familientherapie zu beginnen? Ist es möglich, gemeinsam Entspannungskurse zu besuchen?
- Wenn Sie immer wieder Schwierigkeiten haben, sich zu motivieren, oder immer wieder vor demselben Hindernis stehen, wenden Sie sich an eine Person, der Sie vertrauen und in deren Gegenwart Sie sich wohl fühlen. Vielleicht kann dieser Mensch Hilfe leisten, indem er Sie zum Aufstehen bewegt, Sie zum Sport antreibt oder zu unangenehmen Terminen begleitet. Die alleinige Anwesenheit einer Mutter kann manchmal Wunder wirken und bedingt keiner verbalen Kommunikation.
- Können Sie auf ein bereits bestehendes familiäres Netzwerk an Kontakten zurückgreifen? Gibt es im Bekannten- und Freundeskreis Sozialtherapeuten, Mitarbeiter von Beratungsstellen, Ernährungsberater, Entspannungstrainer, Gesundheitslehrer, Physiotherapeuten, Psychologen, Ärzte und Menschen mit kreativen Hobbys, an die Sie sich wenden können? Es ist viel einfacher, sich auf bestehende Kontakte zu konzentrieren, als selbst erst einmal Anlaufstellen zu suchen.

Empathie für sich und andere

Sich in Selbstempathie zu üben ist eine Grundvoraussetzung, um Empathie für andere Mitmenschen zu empfinden. Sich regelmäßig den eigenen Gefühlen und Bedürfnissen zu widmen, hilft Ihnen, Ihre Beweggründe zu hinterfragen, Ihr Handeln zu reflektieren, Ihre Emotionen zu verstehen und in schwierigen Situationen nicht aufzugeben. Anstatt Gefühle zu unterdrücken und sich abzulenken, werden aufkommende Empfindungen angesehen, akzeptiert und verantwortliche Auslöser identifiziert. Dadurch wird auf lange Sicht mehr innere Stabilität erlangt und mit jedem Erkenntnisprozess werden die von außen einströmenden Trigger weniger. Das neuartige Gefühl, mögliche Auslöser reduzieren und auflösen zu können, sorgt zusätzlich für weniger Angst und Unsicherheit im Umgang mit individuell schwierigen Themen. Die eigenen Gefühle auszuhalten und zuzulassen hilft Ihnen, achtsam den Moment zu erleben. Präsent im Hier und Jetzt haben Sie die Entscheidung in der Hand, wie Sie reagieren wollen und können alte, eingefahrene Gewohnheiten ablegen. Selbstempathie erkennen Sie daran, dass Sie Ihre Gefühle leicht in Worten ausdrücken können, immer wahrnehmen, wie Sie sich gerade fühlen, genau wissen, was Sie brauchen, dass Sie Ihre Gefühle aushalten und annehmen können und sie nicht kritisieren oder unterdrücken wollen.

Fünf Schritte für das Erlernen von Selbstempathie beschreibt Gerlinde Ruth Fritsch (* 1964) in ihrem Buch „Praktische Selbstempathie“:

- Beobachtung eines aufkommenden Gefühls. Was ist passiert? Was ist der Auslöser für die Emotion? Beschreiben Sie die Situation objektiv und nüchtern aus der Sicht eines unbeteiligten Beobachters.
- Welche Gedanken formen sich in Ihrem Kopf? Hier wird es subjektiv: Notieren Sie Interpretationen, Beurteilungen, Vorwürfe, Kritik, Ängste und Annahmen. Was hätten Sie gern laut ausgesprochen oder getan, als das Gefühl erschien?
- Das Gefühl definieren. Welches Gefühl haben Sie gespürt? Welche Körperempfindungen begleiteten es?
- Was brauchen Sie in dieser Situation? Wonach sehnen Sie sich? Z. B. nach körperlicher Zuwendung, Geborgenheit, Sicherheit, einem Unterstützer, Ansprache oder tatkräftige Hilfe.
- Was können Sie tun, damit Sie sich mit der Situation besser fühlen? Welche konkreten Handlungen und Strategien können Sie ableiten? Etwa eine andere Person bitten, Sie in den Arm zu nehmen, zukünftige Auslöser vermeiden, erst einmal eine Pause einlegen und tief durchatmen.

Beispiel:
Ein Gefühl der Überforderung und Hilflosigkeit überwältigt Sie. Folgendes ist passiert: Drei Ihrer Kollegen kamen kurz nacheinander in Ihr Büro und forderten schnell und dringend Unterstützung an. Folgendes hätten Sie gern gesagt: „Lasst mich in Ruhe." Ihre Gedanken waren: „Ich kann ja hier nicht für alle den Feuerwehrmann spielen. Warum fragen die nicht jemand anderen? Ich muss mein eigenes Projekt fertigstellen." Ihre Körperempfindungen waren ein Kloß im Hals und Sie spürten eine Hitzewallung. Sie sehnen sich nach tatkräftiger Unterstützung anderer Kollegen, einem Vorgesetzten, der diesem Treiben einen Riegel vorschiebt, und eine klare Aufgabenverteilung bzw. Arbeitsplatzbeschreibung. Um sich besser zu fühlen, ist es nötig, den Kollegen klare Grenzen aufzuzeigen, andere Kollegen um Hilfe zu bitten, vielleicht eine Teambesprechung zu planen, um diese Situationen zukünftig zu vermeiden, oder Ihr Büro bei wichtigen Aufgaben abzuschließen.

Gesunde Grenzen setzen und einfordern

Sich selbst und dem Umfeld Grenzen zu setzen, ist nötig, damit Sie in Ihrem Zeitmanagement, Ihrer Selbstverwirklichung und Selbstfürsorge vorankommen und Ihre Ziele ohne Störungen, Unterbrechungen und hinderliche Personen, wie z. B. Energieräuber, erreichen können. In diesem Buch wurde bereits mehrfach darauf hingewiesen, wie wichtig Selbstbestimmung und das Blockieren von Fremdbestimmung darstellt. Wer keine Grenzen setzt, läuft Gefahr, fremde Emotionen, Wertvorstellungen, Meinungen und Wünsche anderer zu übernehmen. Gesunde Grenzen zu setzen ist wichtig, um bestehende Beziehungen nicht durch überzogene und übertriebene Handlungen zu gefährden und stabile soziale Verbindungen zu pflegen, bei denen Sie gleichzeitig authentisch sein dürfen. Bevor Sie überrumpelt werden und eine externe Erwartung, Bitte, An- und Aufforderung vorschnell annehmen, nehmen Sie sich einen Moment Zeit, um tief durchzuatmen (wenn etwas Größeres an Sie herangetragen wird, stellen Sie Ihre Antwort darauf zu einem späteren Zeitpunkt in Aussicht), und fragen sich:

- Will ich das? Habe ich Lust darauf? Macht mir das Spaß?
- Habe ich Zeit und Ressourcen (Kraft, Energie, Aufmerksamkeit) dafür?
- Setzt mich das unter Druck? Zeitlich, finanziell oder emotional?
- Was sagt mein Bauchgefühl? (Erzeugt die Zustimmung ein drückendes Gefühl im Magen, Aufregung, Kopfschmerzen, Atemnot, wobei die Ablehnung eine sofort spürbare Erleichterung und Befreiung im Körper auslöst?)

Ehrenamtliche Tätigkeiten und soziales Engagement

Informieren Sie sich über Sportverbände, gemeinnützige Vereine, soziale Projekte und Arbeitsgemeinschaften, Stiftungen, Initiativen und Genossenschaften in Ihrer Nähe, die sich für

- den Schutz und die Erhaltung der Natur,
- Integration,
- Teilhabe am Leben,
- Seniorenbetreuung,
- die Förderung des Kulturgutes und der Geschichte,
- Gesundheitsprävention und -förderung,
- Kinder-, Familien- und Frauenschutz,
- Jugendhilfe,
- Tierschutz,
- Friedenserhaltung,
- Verbraucherschutz,
- die Ausübung einer Religion,
- die Entwicklung und humanitäre Hilfe,
- Katastrophenschutz,
- Wohlfahrt,
- Literatur,
- Kunst und Kultur

einsetzen.

In den über 600.000 wohltätigen Vereinen und Organisationen in Deutschland ist es relativ einfach, einen Schwerpunkt zu finden, der den eigenen Interessen nahekommt. Hilfe ist bei der lokalen Suppenküche, dem nächstgelegenen Tierheim, der karitativen Kleiderspende, im Krankenhaus, dem Pflegeheim und der Nachbarschaftshilfe immer gern gesehen. Ein soziales Engagement fördert Ihr Wohlbefinden in vielerlei Hinsicht, denn wenn Sie etwas Gutes für die Gemeinschaft tun, stärken Sie Ihr Selbstbewusstsein, erfahren gesellschaftliche und individuelle Wertschätzung und kommen in Kontakt mit anderen Menschen. Menschen in Not oder Menschen, die aufgrund von geistigen, seelischen, körperlichen und monetären Zuständen auf Hilfe angewiesen sind, zu unterstützen, kann eine sinnstiftende Beschäftigung sein, die alle Bereiche Ihres Lebens berühren kann, Menschlichkeit hervorbringt, Perspektiven der Dankbarkeit ermöglicht und Persönlichkeit und Charakter formt.

Peer-Supportgruppen und Selbsthilfegruppen

Peer-Support bezeichnet ein allgemein gehaltenes und zugängliches Unterstützungsangebot eines Fachdienstes auf regionaler Ebene, wobei die Beratung persönlich oder telefonisch von selbst Betroffenen durchgeführt wird. Ein an Depression erkrankter Mensch ist sozusagen ein „Peer" für eine gefährdete oder erkrankte Person sowie für die Angehörigen. Eine Peergruppe ist ein Zusammenschluss von depressiv Erkrankten und kann als Selbsthilfegruppe angesehen werden, wobei es zusätzlich Selbsthilfegruppen unter ärztlicher oder therapeutischer Leitung und Aufsicht gibt. Peer-Gruppen geben sozialen Rückhalt und Geborgenheit, ermöglichen Kontakte und Freundschaften zu Gleichgesinnten, hier können in einem abgeschlossenen Raum, in meist kleinen Gruppen, offene Gespräche auf Augenhöhe geführt werden. Tendieren Sie mehr zu einer fachlichen und übergeordneten Orientierung der Gesprächsrunde, ist eine Selbsthilfegruppe unter therapeutischer Leitung zu empfehlen. Sollte sich eine Teilnahmemöglichkeit an einer fachlichen Selbsthilfegruppe aufgrund von verfügbaren Plätzen, einer krankenkassenärztlichen Zustimmung oder ärztlicher Zuweisung verzögern, ist eine Peer-Gruppe vorzuziehen, die effektive psychologische Hilfe ohne längere Wartezeiten ermöglichen kann. Eine Peer-Gruppe in Ihrer Nähe finden Sie auf therapeutischen Informationsseiten im Internet, auf Webseiten von Stiftungen und Vereinen zur psychologischen Gesundheit oder auf Nachfrage bei Ihrer Krankenkasse oder Ihrem behandelnden Arzt.

https://bit.ly/3AQtThi

Flexibilität und Anpassungsfähigkeit

FLEXIBILITÄT IM DENKEN UND HANDELN ENTWICKELN

Eine einfache Übung der Psychologin und Neurowissenschaftlerin Elaine Fox (* 1963) an der Universität Adelaide und Oxford mit Namen *„Was steckt noch dahinter?“* hilft beim Loslösen von starren Denkmustern und reflexartigen, unbewussten Beurteilungen durch Lockerung der synaptischen Gehirnverbindungen und den Ausbau der Neuroplastizität. Sie ermöglicht Ihnen eine Veränderung von Gedanken und Handlungen in einer bestimmten Situation. Auf diese Weise können Sie sich antrainieren, gelassener mit Krisen und Stress umzugehen.

<u>So gehen Sie vor:</u>
Nehmen Sie sich sechs Minuten Zeit und bilden Sie eine Situation ab, die Sie für gewöhnlich stresst, ärgert oder aufwühlt, z. B. kommt Ihr Chef regelmäßig eine halbe Stunde vor Feierabend zu Ihnen ins Büro und hält lange Reden oder erteilt Ihnen Aufgaben, sodass Sie regelmäßig zu spät nach Hause kommen, weil sie ewig im Berufsverkehr feststecken. Allerlei negative Gedanken schießen Ihnen durch den Kopf, sei es, dass Ihr Chef seine übergestellte Position ausnutzt, indem er Ihnen seine Macht demonstriert und Sie daran hindert, pünktlich Feierabend zu machen, oder dass er den ganzen Tag faul herumtrödelt und erst gegen Abend anfängt, produktiv zu arbeiten. Fragen Sie sich nun, ob es für diese Situation auch andere Interpretationsmöglichkeiten gibt. Welche Gründe könnten noch dahinterstecken? Dadurch eröffnet sich eine Bandbreite neuer Lösungs- und Betrachtungsmöglichkeiten.

- Vielleicht mag Ihr Chef Ihre Gesellschaft und sucht Sie aufgrund dessen regelmäßig am späten Nachmittag auf.
- Er fühlt sich in einem leeren Bürogebäude unwohl und kostet daher die letzten Minuten Ihrer Anwesenheit aus.
- Er hat Probleme daheim und arbeitet deshalb bis spätabends.
- Er hat gar keine Erwartung, dass Sie die Arbeitsaufträge sofort erledigen.
- Er fährt selbst kein Auto und kennt die Autobahnverhältnisse nicht.
- Er hat schlichtweg kein Zeitgefühl.

Umgang mit Veränderungen und Unsicherheit

Mit Veränderungen im Leben umzugehen, fällt uns oft deshalb so schwer, weil wir uns nur auf das verlassen, was wir kennen, und uns aufgrund des vermeintlichen Gefühls der Sicherheit eine Gewohnheit aneignen, unter Verlustängsten leiden oder unserem Gehirn nur bereits bekannte Impulse anbieten, woraufhin es seine Neuroplastizität begrenzt. Es kostet dann viel mehr geistige Energie, neue Dinge zu tun, als sich auf Altbewährtes zu verlassen. Unsicherheiten entstehen, da wir auf keine Erfahrungswerte im Umgang mit Neugestaltungen zurückgreifen können. Mit der Übung *„Mut zum Wandel"* beginnen Sie täglich mit einer kleinen Veränderung Ihrer Gewohnheiten. Wenn Sie spüren, dass durch eine kleine Veränderung keine Katastrophen passieren und Sie jederzeit in Sicherheit sind, werden Sie mit jedem Tag besser darin, eine Neuerung zuzulassen. Sie fühlen sich bestärkt durch die Kraft Ihrer Absicht und den Mut, sich neuen Erlebnissen zu öffnen, und können sich bald auch größeren Veränderungen zuwenden.

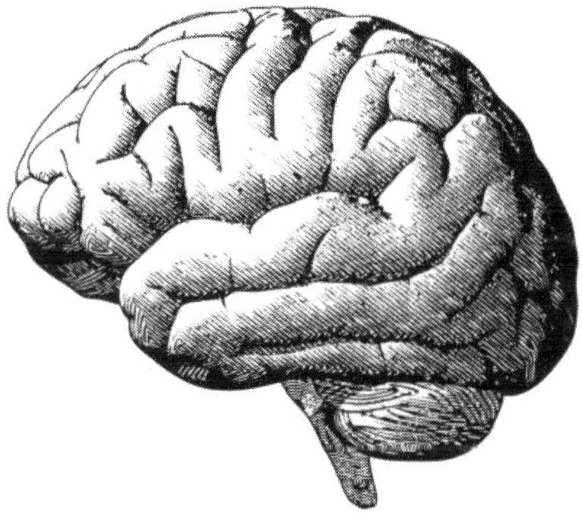

<u>So gehen Sie vor:</u>

Für die Übung machen Sie einen Monat lang jeden Tag eine kleine Sache anders, gern können Sie sich im Laufe der Zeit steigern. Geht Ihnen das nicht schnell genug, wählen Sie eine bestimmte Anzahl an Veränderungen, die Sie täglich umsetzen. Beginnen Sie am Morgen, indem Sie das Bett, statt auf der rechten Seite, auf der linken Seite verlassen. Trinken Sie Tee statt Kaffee. Kaufen Sie für gewöhnlich am Kiosk eine Tageszeitung? Wählen Sie eine Zeitschrift. Fahren Sie mit öffentlichen Verkehrsmitteln zur Arbeit? Laufen Sie oder fahren Sie Rad. Essen Sie in der Mittagspause in der Kantine? Machen

Sie stattdessen einen Spaziergang und snacken Sie dabei ein paar Nüsse. Kaufen Sie Lebensmittel ein, die Sie noch nie gegessen haben. Baden Sie jeden Freitag? Baden Sie am Montag. Tragen Sie ein Kleidungsstück, das Sie noch nie angezogen haben. Wählen Sie Schmuck, der nur in der Schublade liegt. Notieren Sie jede Veränderung in einem Kalender oder einem Buch. Am Ende des Monats werden Sie staunen, wie viel Wandlungsfähigkeit in Ihnen steckt!

KREATIVITÄT ALS LÖSUNGSANSATZ FÜR NEUE HERAUSFORDERUNGEN

Eine weitere, sehr einfache Übung von Elaine Fox fördert Ihre Kreativität und mentale Beweglichkeit, um in herausfordernden Situationen alternative Lösungen zu finden, neue Wege zu beschreiten, Dinge auszuprobieren und mit gewohnten, starren Denkstrategien zu brechen. Für die Übung *„Unusual Uses Test"* benötigen Sie lediglich ein paar Minuten und diese kann unter Einbindung im Haushalt befindlicher Senioren oder Kinder durchgeführt werden, deren kognitive Fähigkeiten ebenfalls von der Übung profitieren.

So gehen Sie vor:

Nehmen Sie einen Alltagsgegenstand in die Hand oder betrachten Sie ihn und suchen Sie alternative Verwendungszwecke. Hier ist alles erlaubt, ungewöhnlich, lustig oder skurril, Hauptsache, es ist praktikabel umzusetzen. Überlegen Sie sich beispielsweise für Ihren Mülleimer neue Aufgaben. Er könnte als Einkaufskorb, Trommel, Hocker, Blumengefäß, Regentonne, Fußbad-Eimer, Beistelltisch, Fußbank oder Trittablage dienen. Bei der nächsten Herausforderung können Sie allerlei Lösungsmöglichkeiten in Betracht ziehen. Könnte Ihr Fahrzeug z. B. nicht mehr durch den nächsten TÜV kommen, sind Sie aber darauf angewiesen und haben nur beschränkte finanzielle Mittel zur Verfügung, könnten Sie sich die Ersatzteile besorgen und versuchen, es selbst zu reparieren, einen Hobbybastler mit dieser Aufgabe betrauen, ein Gebrauchtfahrzeug leasen, einen Kredit zur Finanzierung aufnehmen, sich Geld bei Ihrer Familie leihen, Car-Sharing betreiben, ein Fahrzeug dauermieten oder einen Kollegen bitten, Sie jeden Morgen gegen Entgelt mitzunehmen.

Resilienz durch Anpassung an neue Umstände

Um sich gelassen und stressfrei an neue Umstände anzupassen, ist es wichtig, den neuen Situationen aufgeschlossen gegenüberzutreten. Dies setzt voraus, dass Sie sich mit Urteilen zurückhalten, bis Sie alle Umstände, Informationen und Erfahrungen kennen und eingeholt haben. Zeitgleich gilt es, unbewusste Abwehrhaltungen zu blockieren und negative Gedanken zu stoppen. Beleuchten Sie die Veränderung durch so viele Blickwinkel wie möglich, versuchen Sie, Ihr Ego auszuschalten und alles aus einer höheren Perspektive zu sehen. Vielleicht nützt die Veränderung ja im Gesamtergebnis einer Vielzahl von Personen?

So gehen Sie vor:

Konzentrieren Sie sich auf die Gegenwart und erliegen Sie nicht dem Zwang, in der Vergangenheit nach einer Ausrede zu suchen, um das Ergebnis schlechtzureden. Halten Sie sich das Resultat einer Veränderung offen und lassen Sie die Dinge auf sich zukommen. Finden Sie etwas, das Sie an der Veränderung wertschätzen können, und konzentrieren Sie sich auf das, was sich ändern lässt. Manchmal schenkt Ihnen das Leben einen Griff ins Klo und das sollten Sie lernen, anzunehmen. Auch in ihm liegt eine Chance, was Ihnen jedoch erst in der Rückschau auffällt. Wenn es Ihnen Erleichterung verschafft, machen Sie eine höhere Macht, Gott, Ihre Überseele, das Universum oder den Höllenfürsten, dafür verantwortlich. Bemühen Sie sich um eine positive Sicht und Erwartungshaltung für die Zukunft. Für mehr Optimismus erhalten Sie im weiteren Verlauf noch einige Übungen.

Ressourcenorientierte Problembewältigung

Um ein Hindernis zu bewältigen, konzentrieren Sie sich auf Ihre Stärken. Der Fokus sollte auf Ihrem Potenzial liegen und weniger auf dem Problem selbst. Psychotherapeuten arbeiten gern mit der ressourcenorientierten Bewältigungsstrategie, indem sie die Klienten anleiten, sich ihrer Stärken und Talente bewusst zu werden. Ihre Ressourcen sind wie ein Zauberkasten, mit dem sie durchs Leben gehen und der zur richtigen Zeit am richtigen Ort zum Einsatz kommen kann, um ihnen den Weg frei zu zaubern.

<u>So gehen Sie vor:</u>
Für die Übung *„Innerer Zauberkasten"* nehmen Sie ein großes Blatt quer und zeichnen vier Spalten oder vier Ecken ein, alternativ nehmen Sie vier DIN-A4-Blätter, die Sie später nebeneinander aufhängen. Schreiben Sie nun in die vier Spalten alle positiv zu bewertenden Hilfsmittel, die Ihnen zur Verfügung stehen, um ein Problem zu lösen:

<u>1. Ecke</u>
Persönliche Ressourcen: Hier notieren Sie Ihre Fähigkeiten, Kompetenzen, Einstellungen, Charaktereigenschaften, Erinnerungen, Visionen, Ziele, Wünsche, Orientierungen, Interessen, Hobbys, Ihr Wissen, körperliches Erscheinungsbild, Ihre Gesundheit, Wertvorstellungen, Ihr Bildungsniveau, Ihre geistige und emotionale Fähigkeiten.

<u>2. Ecke</u>
Materielle Ressourcen: Hier notieren Sie Ihre finanzielle Situation, Ihr Eigentum, Ihre Wohnung, Ihr Haus, Garten, Ihre Fortbewegungsmittel, Kleidung, Technik und auch die Mittel Ihrer Familie zählen hinzu.

<u>3. Ecke</u>
Soziale interne Ressourcen: Hier listen Sie private Beziehungen zu Partnern, Familie, Freunden, Nachbarn, Vereinskollegen auf.

<u>4. Ecke</u>
Soziale externe Ressourcen: Hier listen Sie Verbindungen und Kontakte im öffentlichen Sozialraum auf, z. B. Verbindungen zu Arbeits-, Schul- und Studienkollegen, Kontakte zu Beratungsstellen, Fachdiensten, nutzbringenden Organisationen und Vereinen.

Beispiel:
Notieren Sie auf einem Zettel einen kurzen, prägnanten Satz, der Ihr Problem beschreibt, z. B.: „Mein Vermieter hat Eigenbedarf angekündigt und ich muss meine Wohnung verlassen." Machen Sie sich nun daran, Ressourcen aufzulisten, die den Themenbereich Ihres Problems berühren: bei persönlichen Ressourcen beispielsweise handwerkliche und architektonische Fähigkeiten, die Kenntnis anderer Ortschaften und Städte, Sprachkenntnisse, Liebe zur Natur, Haustiere, ein anpackendes Wesen, gute körperliche Konstitution, gute Orientierungskenntnisse, Organisationstalent etc. Bei materiellen Ressourcen schreiben Sie vielleicht: ein regelmäßiges Einkommen, Auto, Computer, Familienmitglieder besitzen einen PKW. Unter sozialen privaten und externen Ressourcen finden sich Vereinskollegen, Sportfreunde, gute Beziehungen zu Geschwistern, ein Bekannter, der bei einer Wohnungsbaufirma arbeitet, und Kontakte zum örtlichen Wochenblatt.

Bekommen Sie hier bereits ein Gespür dafür, welche zahlreichen Lösungsmöglichkeiten sich für das Problem ergeben? Bei manchen Problemstellungen ist Ihr innerer Zauberkasten vielleicht prall gefüllt, bei anderen finden sich unter Umständen nur wenige Utensilien, aber Sie werden nie ganz ohne Zauberstab dastehen.

Selbstregulation und Emotionsmanagement in Krisenzeiten

Emotionen sind komplexe Gemütsregungen, die aufgrund unserer Gedanken und Beurteilungen einer Situation entstehen. Ihr Ziel ist es, u. a. eine Handlung vorzubereiten. Wie und auf welche Weise wir etwas bewerten, ist also maßgeblich mitverantwortlich für unsere Gefühlswelt. Eine gesunde Regulation und eine gezielte Wahrnehmung in Krisen bestimmen, wie wir uns verhalten. In Krisen ist es hilfreich, logisch arbeitende Gehirnareale zu aktivieren, weil diese die Emotionen dann verstehen und beruhigend sowie ausgleichend auf das limbische System einwirken können. Mit dieser Aktivierung wird die Ausschüttung von Stresshormonen unterbrochen. Üben Sie sich im regelmäßigen Benennen Ihrer Gefühle.

Machen Sie ein Ritual daraus. Jeden Tag, wenn Sie am Morgen den Müll rausbringen, fragen Sie sich, wie Sie sich fühlen.

Beispiel:
Ich fühle mich verspannt, hungrig, unausgeschlafen, müde, aber ich fühle auch Vorfreude auf den Abend und Wut auf Lisa.

<u>Ordnen Sie die Emotion zu:</u>
Handelt es sich bei Ihrer Emotion um einen Gedanken, eine Körperwahrnehmung oder ein Gefühl? Dies sind drei verschiedene Dinge, daher lohnt es sich, darüber nachzudenken. *Verspannung, Müdigkeit, Hunger und Unausgeschlafenheit sind körperliche Wahrnehmungen. Vorfreude ist ein Gefühl und Wut auf Lisa muss nicht unbedingt eine Emotion sein, wenn es sich um einen Gedanken an ein länger zurückliegendes Ereignis handelt. Ist aktuell im Moment noch Wut zu spüren? Ist die Wut im Moment hilfreich? Nein = Kann die Wut aufgelöst werden, indem Sie sich vornehmen, Lisa bei Gelegenheit darauf anzusprechen oder ihr mit Hilfe Ihrer Empathie zu verzeihen, da Lisa sehr viele gute Dinge getan hat? War der Auslöser für die Wut eher unwichtig?*

<u>Wahrnehmen des Gefühls:</u>
Nehmen Sie das Gefühl wahr, aber identifizieren Sie sich nicht mit ihm. Denken oder sagen Sie bewusst „Ich fühle mich ...“ anstelle von „Ich bin ...“. *Ich fühle mich aufgeregt. Ich fühle mich wütend, aber ich bin es nicht.*

Tipps für die Selbstregulation

- Machen Sie sich die ersten Signale für Stress, Wut und Ärger bewusst. Je früher Sie die Anzeichen erkennen, desto besser können Sie sich vorbereiten. Dazu gehören körperliche Merkmale, wie z. B. ein steigender Blutdruck, übermäßiger bzw. kalter Schweiß, ein geröteter Teint, ein dumpfes Gefühl im Magen, schwitzige Handflächen, Ohrensausen, wässrige Augen. Spüren Sie die Anzeichen, atmen Sie einige Male tief durch, entziehen Sie sich der Lage (verlassen Sie den Raum), falls möglich, oder lenken Sie sich ab, indem Sie etwas anderes tun.

- Äußere Umstände, die Ihr individuelles Stresslevel begünstigen, sollten Sie kennen. Dazu zählen alle Dinge, die Sie anfälliger werden lassen, z. B. Unausgeschlafenheit am Morgen, Ausfall öffentlicher Verkehrsmittel, Stau, Alkoholkonsum am Vortag, Zeitdruck, Krankheit oder hormonelle Phasen (Diabetes, Menstruation, Wechseljahre), Anwesenheit bestimmter Personen. Tritt ein individueller Trigger, also Auslöser, auf, seien Sie besonders achtsam, gönnen Sie sich etwas Gutes und begeben Sie sich nicht unnötig in Anspannung.

- Versuchen Sie, die Situation aus einer Distanz heraus zu betrachten, und nehmen Sie die Perspektive eines objektiven Beobachters ein. Was ist passiert? Ist es angemessen, so zu reagieren? Warum reagiere ich in dieser Art und Weise? Verschwende ich meine mentalen Ressourcen?
- Können Sie etwas aus der Situation lernen? Beobachten Sie das Ärgernis z. B. als Wink des Himmels und fragen Sie sich, welchen Nutzen Sie daraus ziehen können. Welche Vorteile ergeben sich daraus?
- Üben Sie sich in Gelassenheit und denken Sie positiv. Schließt sich eine Türe, geht eine andere auf. Formulieren Sie gedanklich einige positive Sätze, die Sie entweder laut vor sich hinsagen oder denken, z. B.:
  - Alles wird gut.
  - Ich vertraue darauf, dass alles zu meinem Besten geschieht.
  - Auch wenn ich im Moment enttäuscht bin, wird sich bald eine viel bessere Chance zeigen.
  - Alles ist nur halb so schlimm.
  - Gut Ding will Weile haben.
- Akzeptieren Sie Umstände, die unveränderlich sind, und konzentrieren Sie sich auf die Dinge, die getan werden können, um die Situation zu entschärfen. Das richtet den Fokus auf konstruktives Handeln.

Adaptives Kommunikationsverhalten

Eine adaptive Kommunikation ist ein Begriff aus der Kommunikationstechnologie und orientiert sich an den Bedürfnissen und Fähigkeiten einer Person, indem Intentionen, Motivationen und Wünsche interpretiert werden. Das Grundprinzip ist recht einfach: so oft wie möglich Verzicht auf Negationen wie „nein“, „kein“, „nicht“, „nie“, „niemand“, „nichts“. Auf diese Weise fördern Sie eine optimistische und lösungsorientierte Denkweise, da Sie dazu eingeladen sind, positive Formulierungen zu wählen. Ein weiterer Vorteil ist das sprachliche, adaptive Lernen, da Sie Sprachbarrieren überwinden, indem Sie neue Formulierungen, Ausdrücke und Wörter suchen, um die Negationen zu umgehen. Je komplexer die Geschichte ist, die Sie erzählen wollen, desto mehr sprachliche Kenntnis und Improvisationstalent werden Sie aufwenden müssen. Wenn vieles von dem, was Sie sagen und schreiben, positiv formuliert ist, wird sich Ihre gesamte Kommunikation verändern und gleichzeitig Ihre Neuroplastizität.

So gehen Sie vor:
Nehmen Sie ein Video oder eine Sprachdatei mit Ihrem Handy auf. Dabei erzählen Sie eine kurze Geschichte, ein kurzes Erlebnis oder eine Erfahrung, z. B.: Wie war Ihr letzter Geburtstag? Was haben Sie gestern nach Feierabend getan? Wie ist es, in Bonn zu wohnen? Gefällt Ihnen Ihr Wohnzimmer? Wo gehen Sie einkaufen? Wie war Ihr letzter Urlaub? Wie finden Sie Ihre Kollegen? Selbstverständlich können Sie dies auch aufschreiben. Hören Sie sich Ihre Sprachdatei an und achten Sie bewusst auf negative Wörter, was fällt Ihnen auf? Machen Sie das Ganze anschließend noch einmal und verzichten Sie ganz bewusst auf Negationen.

Bei der nächsten kleinen Unterhaltung erinnern Sie sich an diese Methode und bemühen sich bewusst um das Auslassen von negativen Formulierungen. Je öfter Sie dies üben, desto mehr wird sich Ihr Kommunikationsverhalten anpassen. Wenn Ihnen die Negativität in der Sprache anderer Personen auffällt, dann haben Sie alles richtig gemacht!

Die Kunst des Loslassens und Neubeginn

Wer lernt, loszulassen, lebt zufriedener. Wenn Sie über Ihre Vergangenheit nachdenken, können Sie feststellen, dass krampfhaftes Festhalten und Versuche, Dinge zu kontrollieren, die außerhalb Ihres Einflussbereichs lagen, zu Erfolgen geführt haben? Vermutlich war genau das Gegenteil der Fall: Innere Anspannung, Stress und nervenaufreibende Zeiten waren die Folge. Mit der Kunst des Loslassens ist nicht etwa ein Rückzug oder depressive Resignation gemeint, sondern ein Akzeptieren und Freigeben von Dingen, die Sie in Ihrer persönlichen Entwicklung nicht fördern, sondern behindern. Dazu ist es nötig, dass Sie sich von selbstsabotierenden Gedanken und Mustern lösen, verstehen, dass das Leben und andere Menschen nicht kontrollierbar sind, nicht versuchen, andere Menschen zu Verhaltensänderungen zu zwingen, und diese nicht erwarten. All diese Verhaltensweisen vergiften peu à peu Ihre kostbare Lebenszeit. Es ist Zeit, loszulassen, wenn Sie das Gefühl haben, nicht länger mit einem Problem leben zu können, Sie ständig deswegen innerlich aufgewühlt sind und wenn Sie nur noch auf Impulse von anderen Menschen reagieren, anstatt selbst das Leben in die Hand zu nehmen. Ihre Energie können Sie viel besser für einen Neustart einsetzen, denn jeden Morgen, wenn Sie die Augen aufschlagen, liegt ein neuer Tag vor Ihnen, mit neuen Chancen. Das Blatt wendet sich mit jedem neuen Sonnenaufgang und gibt ein leeres, unbeschriebenes Blatt frei, welches Sie füllen können. Eine wunderbare Übung ist die folgende:

So gehen Sie vor:
Schreiben Sie all die Dinge, die Sie loslassen möchten, auf einen Zettel. Dabei konzentrieren Sie sich zunächst auf den ersten Punkt, der Ihnen am meisten Energie raubt und Sie gedanklich beschäftigt, später können Sie die Liste der Reihe nach abarbeiten. Es könnte sich dabei um Selbstvorwürfe, Illusionen, Trauer, Ängste, Schuldgefühle, Glaubenssätze und negative Vorstellungen handeln. Formulieren Sie den Gedanken möglichst genau aus und beschreiben Sie, wie Sie sich bei ihm fühlen und bei welchen Vorhaben er eine Belastung darstellt. Es ist auch möglich, einen Brief an sich selbst zu verfassen. Nachdem Sie diese bedrückende Situation zu Papier gebracht haben, falten Sie dieses zusammen und begeben sich zu einem fließenden Gewässer, einem Bach oder See. Entweder rollen Sie das Papier in einen schweren Stein und werfen ihn in die Mitte des Sees oder Sie zerreißen das Papier und lassen die Schnipsel vom Fluss oder Bach forttragen. Dabei atmen Sie ein paar Male tief ein und aus und visualisieren, wie sich eine Last von Ihren Schultern löst, die Schwere fortgetragen wird und der Gedanke Sie in Zukunft nicht mehr behindern wird.

Resilienzfördernde Netzwerke und Ressourcenerschliessung

Sie haben bereits im Kapitel *„Gemeinsam statt einsam: Soziale Unterstützung“* gelernt, wie gute soziale Beziehungen die innere Widerstandskraft unterstützen und wie Sie diese aufbauen und fördern, und durch die Übung des „Inneren Zauberkastens“ haben Sie Ihre Ressourcen kennengelernt. Dabei kommt es weniger auf die Menge der Beziehungen an, sondern auf deren Qualität. Machen Sie sich bewusst, dass ein gutes Netzwerk nicht immer bedeuten muss, dass Sie sich in herzlicher Zuneigung zugewandt sind, denn Sie erfüllen im Alltag verschiedene Rollen. So sind Sie z. B. nicht nur Sohn oder Tochter, sondern auch Ehepartner, Arbeitskollege, Nachbar, Sportfreund, Trainer, Lehrer, Dozent, Vermieter, Schüler, Vorgesetzter, Klient, Kunde, Geschäftspartner, Cousin, Elternsprecher oder Vorsitzender. Allein diese Betrachtungsweise kann Ihnen viel Druck von den Schultern nehmen, denn wenn Sie überlegen, zu welchem Personenkreis ein Mensch gehört, kann eine gute Beziehung auch durch andere Dinge als Gefühle und Emotionen (die sehr viel Energie verbrauchen) erreicht werden, z. B. durch Wohlwollen, Pünktlichkeit, Ehrlichkeit, Beachtung, Respekt, Lernbereitschaft, Folgsamkeit, Sauberkeit und kleine Gesten der Freundlichkeit. Sie haben ein Netzwerk mit unterschiedlichen Arten von Relationen. Wenn Sie verstehen, was Sie von jeder Relation erwarten und mit welchen Mitteln diese gestaltet werden können, benutzen Sie dieses Verständnis (mit Hilfe der in diesem Buch vorgestellten Übungen zur verbesserten Empathie) zum Ausbau Ihres Netzwerkes.

Sinnstiftung durch die Bewältigung von Veränderungen

Was gibt Ihnen das Gefühl, ein sinnvolles Leben zu führen? Welche Dinge in Ihrem Leben bestätigen Ihr Dasein und sorgen langfristig für ein tiefes Gefühl der Befriedigung? Wenn Sie auf diese Fragen im Moment keine oder nur eine unzulängliche Antwort haben, dann sollte Sie dies nicht beunruhigen, denn jede Veränderung, die Sie zulassen (ob klein oder groß), und das Erlernen neuer Dinge (wie das Aneignen neuer Wissensgebiete, das Lernen körperlicher Ausdrucksformen und kreativer Tätigkeiten, das Gehen neuer Wege jenseits der eingetrampelten Pfade) bergen in sich die großartige Gelegenheit, einen Sinn zu finden. Wenn Sie sich dem Prozess der Veränderung ohne innerliche Abwehr hingeben, lösen Sie negative Gedanken- und Verhaltensmuster aus Ihrem Bewusstseinsfeld, die durch sinnstiftende Tätigkeiten, Gedanken und Gefühle ersetzt werden können. Aus diesem Grund ist jede erfolgreiche Bewältigung einer Veränderung eine einzigartige Chance, die Sie annehmen sollten.

Emotionale Intelligenz und Selbstwahrnehmung – die innere Welt verstehen

Emotionsregulation und Anerkennung

Für die Regulierung Ihrer Emotionen, welche manchmal doch sehr überwältigend sein können, hilft die Übung *„Bildpause"* Ihnen, Ihre Gefühle zu erkennen und, falls nötig, anzupassen.

So gehen Sie vor:
Suchen Sie sich ein Bild, Foto oder eine Postkarte, mit dem oder der Sie schöne Momente, Vorstellungen und Erfahrungen verbinden. Dies kann eine Landschaftsaufnahme aus dem letzten Urlaub, das Bild eines Sonnenuntergangs, ein Foto von liebgewonnenen Tieren oder Dingen, z. B. Blumen, Gärten, Meer, Berge, Wälder und Wiesen, oder eine Darstellung eines schönen Gemäldes sein. Führen Sie das Bild stets in der Jacken- oder Handtasche mit, legen Sie es in Ihre Schreibtischschublade oder in die Rückseite Ihrer Handyhülle, bewahren Sie es im Portemonnaie oder am Arbeitsplatz auf. Sie dürfen so viele Fotos und Bilder heraussuchen, wie Sie möchten und postieren. Auf die Rückseite schreiben Sie: Durchatmen! Was fühle ich gerade? Wie möchte ich reagieren? Was ist nötig, um mich besser zu fühlen?

1. Umdenken/ anders bewerten
2. Loslassen
3. Positives betrachten
4. Selbstfürsorge

Falls Sie in eine stressige Situation geraten und negative Gedanken aufkommen, halten Sie inne, atmen dreimal tief durch und nehmen sich die Pause, um Ihr Bild zu betrachten. Drehen Sie es um und beschäftigen Sie sich mit den Fragen.

Beispiel:
Sie stehen im Supermarkt und werden von einem Mitkunden angepöbelt. Aggression steigt in Ihnen auf. „Ich fühle mich aggressiv, mein Herzschlag hat sich beschleunigt, ich schwitze. Am liebsten möchte ich mit dem Kerl vor die Tür gehen!“

1) „Vielleicht hatte er heute einen schlechten Tag. Sein Boss hat ihn vielleicht heute heruntergemacht. Vielleicht kommt er gerade von einem Gerichtstermin, der schlecht für ihn gelaufen ist.“

2) „Er meint mich nicht persönlich. Was soll's, wir sehen uns wahrscheinlich nie wieder.“

3) „Die Dame am Obstregal war so nett. Ich habe ein Sonderangebot erhascht. Wie schön der Chiemsee auf dem Bild doch ist.“

4) „Ich habe einen Bärenhunger, deshalb bin ich so gereizt. Ich muss etwas essen. Ich lege mir etwas Leckeres in den Einkaufswagen. Wenn ich die Kassiererin anlächle, lächelt sie so hübsch zurück, das gefällt mir.“

Übung: Ihr Ruhetier visualisieren

Sind Sie aufgebracht und haben das Gefühl, kurz vor einer Explosion zu stehen? Dann ist diese Übung genau das Richtige für den Moment. Entfernen Sie sich zunächst aus der kritischen Situation und suchen Sie einen ruhigen Raum auf, wie etwa das Badezimmer oder ein Zimmer, welches Sie abschließen können, um ungestört zu sein.

Atmen Sie zuallererst tief ein und aus. Konzentrieren Sie sich nur auf Ihre Atmung und schließen Sie Ihre Augen. Denken Sie nun an Ihr Lieblingstier und versuchen Sie, es sich so detailliert wie möglich vor Augen zu führen: Wie sieht dieses Tier in seinem Ruhezustand aus? Wie sind seine Bewegungen? Stellen Sie sich auch vor, welche Geräusche es von sich gibt, wenn es sich wohlfühlt. Bei einer Katze kann es das beruhigende Schnurren sein, bei einem Vogel leises Zwitschern oder bei einem Hund das Hecheln. Streicheln Sie in Gedanken Ihr persönliches Ruhetier und nehmen Sie das Gefühl wahr, welches Ihr Tier in Ihnen auslöst. Stellen Sie sich ein festes Band vor, welches Sie beide verbindet. Ihr Ruhetier sendet Ihnen dann über dieses Band positive Energie, sobald Sie es berühren. Nach dieser Übung fühlen Sie sich stressfreier und bekommen wieder einen klaren Kopf.

Empathie und Verständnis für sich und andere

Sie haben in diesem Buch bereits erfahren, wie wichtig es ist, seine Gefühle und die anderer Personen zu sehen, zu deuten und zu verstehen. Je besser Sie sich in eine andere Person hineinfühlen können, desto hilfreicher reagieren Sie. Mit dem folgenden kleinen Training *„Was braucht Mr. / Mrs. X“* üben Sie Ihre Empathie und das Verständnis für sich und andere.

So gehen Sie vor:
Noch bevor Sie auf einen Bekannten, Freund, Arbeitskollegen oder Nachbarn treffen, versuchen Sie bereits, seine Körperhaltung, Gestik, Mimik und Erscheinungsform von weitem zu deuten. Fragen Sie sich: „Wie geht es Mr. / Mrs. X heute?“ Wenn Sie mit der Person sprechen, hören Sie aufmerksam zu, was sie sagt und wie sie es sagt (Stimme, Tonlage, Gesichtsausdruck, Haltung, Inhalt des Gesprächs). *„Was braucht Mr. / Mrs. X?“* Fragen Sie sich, was Ihnen in derselben Position helfen oder Sie bestärken würde. Welche positive Bestätigung können Sie geben?

Beispiel:
Am Arbeitsplatz nähert sich ein Kollege. Ihnen fällt Folgendes auf: Er trippelt mit den Füßen, fährt sich ständig durch die Haare. Er hat eine Akte vergessen, die er normalerweise vorbeibringt. Sie schenken ihm Aufmerksamkeit und wenden sich ihm zu. Er berichtet, dass er nach der Schicht ein Blind Date hat. Er blinzelt ständig, hat gerötete Wangen, seine Hände sind unruhig und er spricht zu schnell. Sein Gesichtsausdruck und die Art, wie er redet, zeigen deutlich, wie aufgeregt er ist. Sie können nun verschiedene Dinge tun: Ihm aufmunternd auf die Schulter klopfen, darauf hinweisen, welch gutaussehender junger Mann er ist, oder von einem eigenen Blind Date erzählen, das Sie vor Jahren hatten.

Konstruktiver Umgang mit negativen Emotionen

Nach der amerikanischen Psychologin Prof. Barbara L. Fredrickson (* 1964) ist die wissenschaftlich erprobte Glücksformel für Krisen und Stress, dreimal täglich mehr positive Gefühle zuzulassen. In Ihrem Bestseller „Die Macht der guten Gefühle" beschreibt Sie damit einen Vorgang, den Sie täglich üben können, entweder durch Niederschreiben, Betrachten, Visualisierung oder Affirmation.

So gehen Sie vor:
Finden Sie täglich drei positive Situationen, Gedanken oder Gefühle. Am einfachsten ist dies, wenn Sie

1) drei Dinge finden, für die Sie dankbar sein können, z. B. eine schöne Wohnung, ein neues Auto, einen liebevollen Partner oder einen gut bezahlten Job.

2) sich einmal umschauen und schöne Dinge in der Umgebung finden, z. B. einen schönen Baum, einen blauen Himmel, Blumen in einer Vase, ein leckeres Menü im Angebot der Kantine, schöne Möbel, einen Regenbogen und

3) für einen negativen Gedanken drei positive finden, Wenn Sie denken, „Ich schaffe die Aufgabe niemals in der vorgegebenen Zeit", formulieren Sie diesen mit Hilfe der adaptiven Kommunikation in drei positive Varianten um: „Ich gebe in der vorgegebenen Zeit mein Bestes", „In der Vergangenheit habe ich viele Aufträge pünktlich erledigt" und „Ich schaffe die Aufgabe in der vorgegebenen Zeit".

Übung: Körperliche Knoten lösen

Wenn Sie gestresst sind oder negative Emotionen fühlen, können Sie zur Ruhe finden, indem Sie sich überall in Ihrem Körper kleine Knoten vorstellen, die Sie auflösen müssen. Diese Übung lässt sich besonders gut im Liegen praktizieren und Sie sollten dabei möglichst ungestört sein. Schließen Sie Ihre Augen und beginnen Sie bei Ihren Füßen. Spüren Sie die Verspannung in Ihren Füßen, die durch einen großen Knoten zustande gekommen ist. Nun müssen Sie diesen Knoten in Gedanken Stück für Stück lösen. Haben Sie den Knoten erfolgreich gelockert, werfen Sie ihn gedanklich fort. Ist der Knoten beseitigt, nehmen Sie sich weitere Bereiche Ihres Körpers vor und verfahren weiter so. Sie können diese Übung auch nutzen, wenn Sie verärgert sind und Ihre Emotionen regulieren möchten.

Selbstmitgefühl und Akzeptanz der eigenen Gefühle

Sich aktiv selbst zu trösten, klingt zwar erst einmal etwas schräg, macht aber durchaus Sinn, insbesondere wenn keine andere Person verfügbar ist, die uns Trost und Mitgefühl spenden kann. Es ist wissenschaftlich belegt, dass der Körper auch auf tröstende Reize anspricht, die von uns selbst ausgeführt werden.

Tipps, um Selbstmitgefühl zu praktizieren

Geben Sie sich Streicheleinheiten:
Fahren Sie mit dem Handrücken über Ihre Wange, streichen Sie über Ihren Kopf, klopfen Sie sich auf die Schultern, nehmen Sie eine Hand in die andere und küssen Sie Ihren Handrücken, umschlingen Sie Ihren Oberkörper mit den Armen, legen Sie sich eine Hand auf die Wange, massieren Sie Ihren Nacken, küssen Sie Ihre Unterarme.

Sprechen Sie tröstende Worte:
Unterstützen Sie die Streicheleinheiten durch aufmunternde Worte, z. B.: „Das wird schon wieder. Alles wird wieder gut. Du hast das gut gemacht."

Nehmen Sie die Perspektive eines mitfühlenden Freundes ein:
Was würde dieser zu Ihnen sagen? Sprechen Sie diese Worte zu sich selbst in der dritten Person, z. B.: „Ich finde, du hast das hervorragend gelöst. Ich hätte es nicht besser machen können. Was stellen sie auch so eine blöde Aufgabe? Ist doch kein Wunder, dass man da ausflippt. Ich verstehe dich total. Ich stehe absolut auf deiner Seite."

Verurteilen Sie sich nicht:
Stellen Sie sich vor einen Spiegel und reden Sie sich selbst unterstützend und tröstend zu, indem Sie Ihre Gefühle und Taten akzeptieren: „Ja, ich habe Tina eine Idiotin genannt, aber sie hat mich so aufgeregt, als sie die ganze Gruppe zur falschen Adresse gelotst hat. Ich konnte es in dem Moment nicht anders sagen. Ich hatte mich so gefreut, dass wir einmal pünktlich anfangen können."

Übung: Gespräch mit sich selbst

Bei dieser Übung nehmen Sie sich selbst in den Arm. Sie bringen sich das nötige Selbstmitgefühl entgegen, das Ihnen ermöglicht, mit Ihren Schwächen umzugehen und Ihren Selbstwert zu erkennen.

So gehen Sie vor:
Erinnern Sie sich an eine Situation, für die Sie sich selbst hart verurteilen. Möglicherweise haben Sie einen anderen Menschen unfair behandelt, einen Fehler begangen oder jemandem Unrecht getan.

- Schließen Sie die Augen, während Sie sich gedanklich vorstellen, wie Sie mit Ihrem besten Freund, dem Sie vertrauen und der Sie bedingungslos annimmt, an einem sicheren Ort, zum Beispiel auf dem Sofa Ihres Wohnzimmers, verweilen. Dieser Mensch muss nicht einmal zwangsläufig real sein, doch er sollte in Ihnen ein vertrautes und sicheres Gefühl auslösen.
- Erklären Sie ihm die Situation, die Ihnen unangenehm ist, genaustens. Benennen Sie auch Ihre Gefühle.
- Visualisieren Sie nun, wie Ihr Freund Sie verständnisvoll umarmt. Bleiben Sie so lange, wie Sie möchten, in dieser heilsamen Vorstellung und genießen Sie die Selbstannahme, die Sie sich damit selbst entgegenbringen.
- Nehmen Sie nun die Perspektive Ihres Freundes ein und lassen Sie ihn zu Wort kommen. Was würde er, als ein verständnisvoller und mitfühlender Mensch, dessen tiefster Wunsch es ist, Sie zu verstehen, zu Ihnen sagen?

Durch diese Übung lernen Sie, wie Sie sich selbst Mitgefühl entgegenbringen können. Wenden Sie sie so oft wie möglich an, bis Ihnen das Konzept in Fleisch und Blut übergeht.

Empathische Kommunikation und zwischenmenschliche Beziehungen

Empathische Kommunikation ist ein entscheidender Schlüssel, um zwischenmenschliche Beziehungen zu pflegen und zu vertiefen. Befolgen Sie hierzu ein paar goldene Regeln, die Ihre Empathiefähigkeit wieder reaktivieren und weiter trainieren:

- Beobachten Sie die Mimik und Gestik Ihres Gegenübers. Nonverbale Signale, wie z. B. eine gekrümmte Haltung, zusammengekniffene Augenbrauen, aufeinandergepresste Lippen, ständiges Blinzeln, nestelnde Hände und eine brüchige Stimme können schneller verstanden werden und lassen Rückschlüsse auf die Emotionen des Gesprächspartners zu.

- Hören Sie genau zu, halten Sie Blickkontakt und geben Sie am Schluss eine kurze Zusammenfassung von dem, was Sie verstanden haben. Durch die Wiedergabe des Gesprochenen signalisieren Sie Interesse und Anteilnahme, außerdem bietet dies Ihrem Gesprächspartner die Chance, Sie zu bestätigen bzw. zu korrigieren.
- Seien Sie offen und beurteilen oder bewerten Sie Ihr Gegenüber nicht vorschnell. Während Ihr Gegenüber noch redet und Sie bereits einen negativen Gedanken formen, versuchen Sie, diesem keine Beachtung zu schenken. Sagen Sie innerlich zu sich selbst: „Stopp!" Bleiben Sie mit Ihrer Konzentration bei dem Gespräch. Hören Sie aufmerksam bis zum Ende zu und wehren Sie sich gegen die Haltung, sofort eine stille Schuldzuweisung zu vollziehen. Kennen Sie alle Informationen, dass Sie sich herausnehmen können, zu urteilen? Versetzen Sie sich in seine Lage. Wie würden Sie sich fühlen, wenn Sie verurteilt würden?
- Nehmen Sie sich Zeit für ein Gespräch, denn so zeigen Sie eindeutig, dass es Ihnen wichtig ist. Schauen Sie hingegen ständig auf Ihr Handy oder die Uhr, zeigen Sie unweigerlich Desinteresse und Zeitdruck.
- Unterbrechen Sie Ihr Gegenüber nicht und lassen Sie es ausreden. Dadurch zeigen Sie Geduld und wirken vertrauenswürdig.
- Stellen Sie offene Fragen nach dem „Wie", „Warum", „Weshalb", „Wozu" und „Was". Sie umgehen mit offenen Fragen eine kurze Ja-/Nein-Antwort und geben Ihrem Gesprächspartner Gelegenheit, seine Gedanken weiter auszuführen und tiefer zu gehen.
- Zeigen Sie Verständnis und drücken Sie Ihr Mitgefühl aus. Nichts verbindet schneller, als wenn wir uns verletzlich und mitfühlend zeigen, indem Sie z. B. erwähnen, dass Sie Ähnliches auch einmal erlebt haben oder sich ein Bild von der Situation machen können. Auch Sätze wie, „Ich verstehe dich" oder „Ich fühle das ganz genauso" drücken Empathie aus und schenken Ihrem Gegenüber Vertrauen.

Achtsamkeit im Umgang mit emotionalen Situationen

Wenn Ihre Gefühle drohen, über Ihnen zusammenzubrechen, Sie emotional herausgefordert werden und kurz davor sind, in Panik zu verfallen, oder Ihnen die mentale Puste ausgeht, dann unterbrechen Sie die Situation und machen die folgende kurze, aber effektive Achtsamkeitsübung.

So gehen Sie vor:

Begeben Sie sich, wenn möglich, an die frische Luft, auf einen Balkon, eine Terrasse, Veranda, in einen Vorhof, auf einen Parkplatz oder stellen Sie sich vor ein geöffnetes Fenster. Schließen Sie die Augen. Atmen Sie langsam ein und aus und zählen Sie beim Ein- und Ausatmen bis 6. Wiederholen Sie dies ein paar Male, bis Sie ein Gefühl von Zentrierung verspüren. Fühlen Sie in sich hinein, wo der Stress am stärksten zu spüren ist. Schwirrt Ihnen der Kopf? Rauschen Ihre Ohren? Zittern Ihre Lippen? Ist Ihnen schwindelig? Hat sich Ihr Magen verkrampft? Haben Sie Rücken- oder Nackenschmerzen? Legen Sie Ihre Hände auf die Körperstelle, die am meisten von Aufruhr betroffen ist, z. B. auf die Ohren, auf die geschlossenen Augenlider, den Magen oder den unteren Rücken. Spüren Sie dort die Wärme Ihrer Handflächen. Verweilen Sie in dieser Position, bis Sie ganz bei sich und im Moment angekommen sind. Lassen Sie die Wärme und Energie Ihrer Hände auf Ihren Körper übergehen und spüren Sie nach, wie es sich anfühlt. Wenn Sie sich ruhig fühlen, atmen Sie noch dreimal tief ein und aus und öffnen langsam die Augen.

Übung für auftretende Krisen: Mein Planet

Diese Übung hilft Ihnen dabei, eine innere Distanz zu einer aktuellen Krise aufzubauen und Prioritäten zu setzen. Sie erinnert Sie daran, dass es stets Ihre eigene Entscheidung ist, was Sie in Ihrem Leben zulassen und welche Dinge dort nichts zu suchen haben.

So gehen Sie vor:

- Stellen Sie sich vor, Sie würden auf Ihrem eigenen Planeten leben, der nach Ihnen benannt ist.
- Im Universum um Sie herum schweben Dinge, die auf Sie zukommen. Das sind Emotionen, Gedanken, Probleme und auch Stress.
- Werden Sie sich bewusst, dass Sie selbst es in der Hand haben, was davon auf Ihrem Planeten landet. Sie haben jederzeit das Recht, Dinge wieder rauszuschmeißen, die in Ihrem Leben nichts zu suchen haben. Danken Sie dann zum Beispiel dem Stress dafür, dass er Ihnen etwas mitteilen wollte, und bitten Sie ihn dann, Ihren Planeten wieder zu verlassen. Sie allein entscheiden, ob Sie den Stress zulassen oder nicht.

Konfliktlösungskompetenz und Streitschlichtung

Von Depression betroffene Menschen können häufiger und schneller genervt reagieren und sensibler auf äußere Reize anspringen, was unter Umständen schon die kleinsten Auslöser in einen handfesten Streit oder eine Diskussion ausarten lassen. Damit es nicht zu unüberlegten, vorschnellen Hauruckaktionen kommt, sollten Sie in Konflikten und Streitsituationen folgende Tipps beherzigen:

Das Konfliktlösungsgespräch

Damit das Konfliktlösungsgespräch in einem passenden Rahmen stattfindet und am Ende auch zum Erfolg führt, sollten Sie sich zunächst fragen, ob es von Vorteil wäre, dieses zu vertagen, falls Sie sich aufgrund aufgewühlter Emotionen nicht sofort in der Lage sehen. Dann kann das Gespräch auch geplant werden und sollte in einer angenehmen Atmosphäre ohne jeglichen Zeitdruck stattfinden. Kam es beispielsweise vorher zu einem verbalen Streit, können Sie für einen Moment in ein anderes Zimmer, an die frische Luft oder einen anderen Ort gehen, an dem Sie ungestört sind, um selbst wieder etwas mehr zur Ruhe zu kommen.

Die versöhnliche Geste

Leiten Sie das Gespräch mit einer versöhnlichen Geste, wie z. B. einem Händedruck oder einer Berührung an der Schulter, ein und wählen Sie Worte der Entschuldigung, z. B. „Tut mir leid, was da gerade passiert ist", oder entschärfende Ausdrücke wie „Da sind wir aber etwas übers Ziel hinausgeschossen ...".

Der eigene Standpunkt

Schildern Sie Ihren Standpunkt oder Ihre Reaktion, indem Sie Ich-Formulierungen auswählen: „Ich habe überreagiert", „Ich fühle mich im Moment im Stress, weil ..." Meiden Sie Anschuldigungen und Vorwürfe, da sich Ihr Gegenüber sonst angegriffen fühlen könnte und dann in die Verteidigung geht, mit Anschuldigungen an Sie. Wenn es Ihnen hilft und der Situation angemessen erscheint, weisen Sie auf Ihre Erkrankung hin und darauf, was Ihre derzeitige Herausforderung ist.

Das aufmerksame Zuhören

Hören Sie Ihrem Gesprächspartner aufmerksam zu und nutzen Sie Ihre empathischen Fähigkeiten, um zu signalisieren, dass Sie das Gesagte verstanden haben, z. B. durch Nicken oder Handgesten. Fragen Sie nach, wenn Sie etwas nicht verstanden haben. Versuchen Sie, auch wenn es schwerfällt, die Situation des anderen nachzuvollziehen, indem Sie sich in ihn hineinversetzen. Viele an Depression erkrankte Menschen neigen dazu, aufgrund des Tunnelblicks nur Ihre eigene Situation wahrzunehmen.

Die Gemeinsamkeit

Konzentrieren Sie sich auf eine Gemeinsamkeit, die Sie mit der anderen Person verbindet, in der Sie der gleichen Meinung sind, oder auf Ziele, die in beiderseitigem Interesse sind. So können Sie das Gespräch mit einem positiven Gedanken beenden.

Resilienz durch emotionale Anpassungsfähigkeit

Aufgrund von starker Resilienz sind Sie in der Lage, sich schneller von Krisen und stressigen Zeiten zu erholen, und reagieren flexibler auf schwierige Umstände und Veränderungen. Die emotionale Anpassungsfähigkeit, die es Ihnen ermöglicht, aus der Opferrolle in ein selbstbestimmtes Leben zu gelangen, spielt eine der bedeutendsten Rollen in der Bekämpfung von depressiven Erkrankungen. Wenn Sie Verantwortung für sich und Ihr Leben übernehmen, können Sie trotz unangenehmer, äußerer Umstände ein zufriedenes Leben führen. Ob Sie es sich grundsätzlich, häufig, oft oder situationsbedingt in einer Opferrolle bequem machen (Sie lesen richtig, es ist eine Art Vermeidungsstrategie, um keine Energie in die eigene Lebensführung zu stecken), erkennen Sie an diesen oder ähnlichen Gedanken:

- Warum passiert dies immer mir?
- Warum bloß immer ich?
- War ja klar, dass ich wieder danebengreife.
- Mit mir können sie es ja machen.

Um hier zu lernen, anders zu denken, fragen Sie sich zunächst, wie häufig Sie sich pro Tag als Opfer fühlen oder das Gefühl haben, in diese Rolle gedrängt zu werden. Notieren Sie Ihre Gedanken, die aufzeigen, dass Sie sich als ein Opfer ansehen. Im nächsten Schritt entscheiden Sie sich, damit aufzuhören, und zwar ohne Wenn und Aber. Es ist Ihre Wahl, wie Sie sich fühlen wollen. Niemand kann Sie zwingen, dies oder jenes zu fühlen. Machen Sie sich klar, dass Sie manchmal in der Opferrolle bleiben, weil Sie nicht bereit sind, die Konsequenzen, die Ihre Entscheidung nach sich zieht, zu tragen. Auch dies ist eine Wahl, die Sie allein treffen. Tun Sie es aus Bequemlichkeit? Fehlt es Ihnen an attraktiven Alternativen? Ist der richtige Zeitpunkt noch nicht gekommen? Sind Sie noch nicht so weit? Ändern Sie Ihren Blickwinkel und geben Sie der Situation die Chance, Sie dahin zu bringen, wo Sie wirklich sein wollen. Durch Änderung der Sichtweise können Sie Angst, Bequemlichkeit, Monotonie, Lethargie sowie Passivität gegen Optimismus und eine positive Erwartungshaltung tauschen und sehen, wie die Lage ausgeht. Glauben Sie fest daran, dass etwas Schönes auf Sie wartet und Sie eine einzigartige Lernerfahrung machen werden. Suchen Sie sich einen Anker, der Sie an Ihren freien Willen erinnert, wie ein Schmuckstück, ein Handschmeichler, ein Souvenir, ein Schlüsselanhänger oder ein kleines Stofftier, und den Sie immer bei sich tragen können, der auf Ihrem Schreibtisch steht oder an der Wand hängt und auf den Sie schreiben: „Ich will das so“ oder „Ich bin dort, wo ich sein will“.

Emotionaler Ausdruck und Ausdrucksfähigkeit

Emotionale Ausdrucksfähigkeit bezeichnet die Befähigung, seine Gefühle und Emotionen mit und ohne Worte zu zeigen. Im alltäglichen Sprachgebrauch neigen Sie vielleicht dazu, immer dieselben Formulierungen zu benutzen, wie „Ich bin gestresst", „Ich bin nervös", „Ich habe Angst". Oft fehlt es an sprachlichen Alternativen, um die Gefühle wirklich detailliert zu beschreiben und zu benennen. Menschen, die unter Depressionen leiden, kann es an der Ausdrucksfähigkeit, das Ausmaß der Emotionen zu beschreiben, mangeln und an der Energie, diese willentlich nonverbal darzustellen. Dies ist jedoch wichtig, um sich der Außenwelt mitzuteilen und die eigenen Gefühle besser zu verstehen sowie Abstufungen in der Intensität vorzunehmen. Wenn Sie eine andere Ausdrucksform wählen, können Sie unter Umständen eine Abschwächung Ihrer Emotion erreichen oder sogar Humor verbreiten. Für die folgende Übung suchen Sie sich 6 Gedanken und Gefühle, mit denen Sie für gewöhnlich Ihren emotionalen Zustand beschreiben oder denken. Suchen Sie sich für jede Formulierung Alternativen und Synonyme, die Ihren Zustand ebenfalls beschreiben können.

Beispiele:
Ich habe Angst.
Alternativen: Ich bin besorgt. Mir ist bange. Ich bin ein Hasenfuß. Ich bin ängstlich. Ich habe Bammel. Ich habe Schiss. Mir geht der Stift. Ich bibbere. Mir gruselt es.

Ich bin nervös.
Alternativen: Ich fühle mich angespannt. Ich bin fahrig. Mein Geist ist erhitzt. Ich fühle mich aufgewühlt. Ich fühle mich ruhelos. Ich bin abgehetzt. Ich habe Lampenfieber. Ich fühle mich unruhig. Mir flattert das Hemd. Das macht mich kirre. Ich bin zappelig.

Ich bin gestresst.
Alternativen: Ich bin groggy. Ich bin geschafft. Ich bin kaputt. Ich bin mit den Nerven runter. Meine Nerven liegen blank. Ich tanze gleichzeitig auf zehn Hochzeiten. Ich bin ausgelaugt. Ich bin erholungsbedürftig. Ich habe mich verausgabt. Ich bin ausgepowert. Ich fühle mich angeschlagen.

Selbstbewusster Umgang mit Emotionen in schwierigen Situationen

Stehen Sie zu Ihren Emotionen in Krisenzeiten. Es hilft Ihnen überhaupt nicht, wenn Sie in Stresssituationen sich selbst heruntermachen, sich aufgrund Ihrer Emotionen schuldig fühlen oder versuchen, sie zu verleugnen. Das verschlimmert Ihre Lage und führt zu Handlungsunfähigkeit und sofortiger Ohnmacht. Sie sind auch nur ein Mensch. Die Tatsache, dass Sie dieses Buch lesen, ist ein Zeichen, dass Sie gewillt sind, an Ihrer emotionalen Situation zu arbeiten und das zu tun, was in Ihrer Macht steht. Dazu gehört auch, dass Sie andere Menschen nicht für Ihre Gefühle verantwortlich machen. Selbstverständlich gibt es einen Auslöser für Ihre Gefühle, machen Sie dennoch nicht den Fehler, einem anderen Menschen vorzuwerfen, Sie in diese Lage gebracht zu haben. Es mögen andere Personen an der Situation beteiligt sein, dennoch ist es Ihre Wahl, wie Sie reagieren und sich fühlen. Wenn Sie es schaffen, so selbstbewusst zu sein, dass Sie hinter Ihren Gefühlen stehen, sich anderen Menschen offenbaren und sich verletzlich zeigen können, dann ermöglichen Sie die heilsame Erfahrung von Menschlichkeit, Freundlichkeit, Hilfsbereitschaft, Rücksicht und Verständnis aus dem Umfeld. Denken Sie daran, dass niemand von außen in Sie hineinschauen kann. Niemand kann erahnen, wie es Ihnen geht, wenn Sie nicht selbstbewusst zu Ihren Emotionen stehen.

Gut zu sich selbst sein - Selbstfürsorge

Regelmässige Selbstpflegeroutinen und Rituale

Planen Sie regelmäßig Zeit für ein Date ein – ein Date mit sich selbst. Alles, was Sie verwöhnt, entspannt und ein Wohlgefühl erzeugt, ist erlaubt. Dabei ist nicht nur die Pflege Ihres Körpers, sondern auch Ihrer Sinne und Ihres Geistes gemeint, z. B. durch Musik, Aufenthalt in der Natur, Farben, Aromen, kulinarische Genüsse, Düfte, weiche Materialien, Entspannungstechniken oder das Betrachten von Kunst und ästhetischen Objekten. Kreieren Sie Ihr eigenes Ritual, bei dem Sie nicht gestört werden (durch andere Personen, Haustiere, Anrufe, die Türklingel etc.), um sich der Selbstpflege zu widmen, und welches Sie wöchentlich oder täglich praktizieren. Ein tägliches Ritual, welches Sie vor dem Schlafengehen durchführen können, ist ein wärmendes Fußbad mit Hausmitteln, die der Entspannung dienen und das Einschlafen fördern. Wenn Sie mögen, hören Sie dabei ruhige, entspannende Meditationsmusik.

Dazu benötigen Sie:
- ca. 5 Liter Wasser mit einer Idealtemperatur von 38 Grad

Jetzt wählen Sie, ob Sie

- ein paar EL Honig oder Milch,
- 2 EL Meersalz,
- 500 ml Apfelessig,
- 1 EL Ingwerpulver bzw. Ingwertee oder 2 EL Olivenöl

  hinzufügen.

Baden Sie Ihre Füße für 5 bis 20 Minuten, trocknen Sie diese gut ab und cremen Sie sie anschließend mit einer reichhaltigen Fußlotion ein. Ein selbstgemachtes Fußöl aus 50 ml Sesamöl, 5 Tropfen Ingweröl, 3 Tropfen Tonkaextrakt und 2 Tropfen Lärchenöl verströmt einen beruhigenden Duft, entspannt die Haut und sorgt für eine sanfte Durchblutung (kalte Füße erschweren das Einschlafen). Ziehen Sie sich ein Paar Wohlfühlsocken aus weichem, kuscheligem Material an, bevor Sie ins Bett gehen.

Ausreichend Schlaf- und Erholungspausen

Regelmäßiger, erholsamer Schlaf ist für viele Menschen mit Burn-out und Depression eine Herausforderung, dabei ist die Regeneration wichtig, denn die meisten Selbstheilungsprozesse finden in der Nacht statt. Ihr Körper schüttet große Mengen an Wachstumshormonen aus, die er für die Regeneration benötigt. Das Immunsystem wird aktiviert und schickt Abwehrzellen auf die Suche nach unerwünschten Eindringlingen. Viren und Bakterien werden in der Nacht unschädlich gemacht, aber auch Stoffwechselprodukte, die sich am Tage aufgebaut haben, werden abgebaut. Wenn es dunkel wird, dann schüttet die Zirbeldrüse Melatonin aus, um den Körper auf das Schlafen vorzubereiten. Langsam werden die Körperfunktionen auf Sparflamme gesetzt, um die nötige Energie für den Regenerationsprozess zur Verfügung zu haben. Die Körpertemperatur fährt herunter, Atmung und Puls werden langsamer, der Blutdruck sinkt. Langfristige Schlafstörungen verursachen eine Vielzahl von Krankheiten, erhöhen das Risiko für Schlaganfall und Herzinfarkt, sorgen für schlechte Knochengesundheit und sind verantwortlich für Abgeschlagenheit, chronische Müdigkeit, mangelnde Konzentration und vieles mehr. Um Ihre Schlafqualität zu verbessern, können Sie Ihre Melatoninproduktion unterstützen. Melatonin wird aus Serotonin gebildet, welches auch als Glückshormon bekannt ist. Eine gute Versorgung mit Tryptophan, welches die Vorstufe zur Serotoninbildung darstellt, ist also Grundvoraussetzung. Enthalten ist Tryptophan in Käse, Fisch, Hühnerfleisch, Hülsenfrüchten, Haferflocken, Nüssen, Sojabohnen, Magerquark und Eiern. Je besser Ihre Melatoninproduktion funktioniert, desto besser und tiefer schlafen Sie. Der Melatoninspiegel wird im Blut, Speichel oder Urin getestet. Ursachen für einen geringen Melatoninspiegel können Übergewicht, zu viel Koffein, Alkohol, Rauchen, Sport spät am Abend, chronischer Stress, Medikamente wie Betablocker, ASS, Kortisonpräparate, Schichtdienst, nächtliches Arbeiten am PC, elektromagnetische Strahlung sowie ein Mangel an Vitamin D3 sein.

Tipps für eine bessere Schlafqualität:

- 2 Stunden vor dem Schlafengehen Bildschirmnutzung einstellen, da dies die Melatoninproduktion hemmt
- keine koffeinhaltigen Getränke (Energydrinks, Tee, Espresso) ab dem frühen Abend
- keinen exzessiven Alkoholkonsum und, falls möglich, vier Stunden vor dem Schlafengehen keine Zigarette mehr rauchen
- kein Sport nach 21 Uhr
- Entspannung am Abend (Yoga, Meditation, progressive Muskelentspannung, Spaziergang, Ausübung eines kreativen Hobbys)
- regelmäßige Schlafenszeiten

- abgedunkeltes Schlafzimmer und eine qualitativ hochwertige Matratze (nach max. 10 Jahren tauschen!)
- Die ideale Raumtemperatur im Schlafzimmer sollte zwischen 16 und 18 Grad liegen und der Raum sollte gut gelüftet sein, Bettwäsche sollte alle drei Wochen gewechselt werden.
- Für die Duftlampe oder das Beträufeln eines kleinen Kissens eignen sich Lavendelöl, Rosenöl, Zirbelöl oder Pfefferminzöl als Einschlafhilfe.

Um einen Serotoninmangel zu beheben, ist eine ausreichende Versorgung mit Vitamin B3 und B6, Magnesium, Zink, Vitamin B1, Folsäure, Vitamin B12 und Vitamin D3 nötig.

5-HTP ist eine Aminosäure und Vorstufe von Serotonin, die bei Bedarf eingenommen werden kann und auch in einer ganzheitlichen Therapie bei Depressionen, Fibromyalgie, chronischen Kopfschmerzen, PMS etc. eingesetzt wird. Als Nahrungsergänzungsmittel wird es aus der afrikanischen Schwarzbohne (Griffonia simplicifolia) gewonnen. Als Empfehlung sind regelmäßig 100 bis 300 mg 30 bis 45 Minuten vor dem Schlafengehen einzunehmen.

Gesunde Ernährung und körperliche Fitness

HIIT steht für hochintensives Intervalltraining (High Intensity Interval Training), dabei handelt es sich um Trainingseinheiten, die hochintensiv sind (Herzfrequenz zwischen 70 % für untrainierte und 100 % für trainierte Personen) und sich mit mehreren Ruhephasen abwechseln. Dabei sollten die intensiven Trainingseinheiten mindestens 15 Sekunden dauern und danach sollte eine Ruhepause folgen, in der sich der Puls normalisiert. Eine einfache Berechnung für den maximalen Belastungspuls bei Männern ist 220 minus Alter, bei Frauen 226 minus Alter. Bei den intensiven Einheiten legen Sie 70 % bis 100 % zugrunde. Welche Sportart Sie wählen, bleibt Ihnen überlassen – Joggen, Fahrradfahren, Seilspringen, Trampolinspringen, Tanzen oder einen langen Flur zwischen zwei Stühlen hin- und herlaufen etc. Trainiert wird für mindestens 15 Sekunden intensiv, gefolgt von einer Ruhepause, bis der Puls normal ist. Die gesamte Trainingseinheit kann, je nach individueller Ausgangslage, zwischen 4 und 45 Minuten dauern.

Bei dieser Art des Wiederholungstrainings erhöhen Sie die Ausschüttung von Wachstumshormonen um bis zu 400 %, was den Cortisolspiegel drastisch senken kann. Probieren Sie die nachfolgende HIIT-Übung als leichte Aerobic-Übung ohne Hilfsmittel, die für Anfänger geeignet und gelenkschonend zuhause durchzuführen ist.

So gehen Sie vor:

- Marschieren Sie einfach und ohne Anstrengung auf der Stelle, indem Sie die Fußsohlen nur wenig vom Boden abheben.
- Marschieren Sie auf der Stelle, indem Sie die Knie deutlich anheben und die angewinkelten Arme vor- und zurückführen.
- Marschieren Sie mit hüftbreit geöffneten Füßen und heben Sie abwechselnd ein Knie auf Hüfthöhe an, wobei Sie mit der Hand des entgegengesetzten Arms das Knie berühren. Achten Sie darauf, den Oberkörper gerade zu halten und den Bauchnabel Richtung Wirbelsäule zu ziehen.
- Marschieren Sie und treten Sie abwechselnd rechts und links in die Luft, als würden Sie einen Ball in Höhe Ihrer Hüfte treten wollen. Führen Sie mit jedem Tritt die Arme nach vorn, als würden Sie Ihre Füße berühren wollen.
- Machen Sie einen großen Schritt zur Seite und führen Sie die Füße zusammen, erst zur einen Seite, dann zur anderen. Dabei gehen Sie tief in die Knie und führen das Gesäß parallel zum Boden, sodass die Anspannung in den Oberschenkeln deutlich zu spüren ist.

  - Starten Sie die Übung mit einer Aufwärmphase, in der Sie 1 Minute einfach auf der Stelle marschieren, gefolgt von 2 Minuten intensivem Marschieren.
  - Nun folgen der Knieheber (mindestens 15 Sekunden, maximal 3 Minuten),
  - Pause (einfacher Marsch auf der Stelle),
  - Luft-Tritt (mindestens 15 Sekunden, maximal 3 Minuten),
  - Pause (einfacher Marsch auf der Stelle),
  - tiefer Seitenschritt (mindestens 15 Sekunden, maximal 3 Minuten) und
  - Pause (einfacher Marsch auf der Stelle).

Machen Sie so viele Wiederholungen, wie Sie möchten. Schließen Sie die Übung mit einem einfachen Marsch ab, bis Ihr Atem wieder normal ist und Sie sich ohne Anstrengung unterhalten könnten bzw. Ihr Ruhepuls dauerhaft ist.

Eine gesunde und ausgewogene Ernährung erreichen Sie, wenn Sie regelmäßig Obst und Gemüse verzehren, die Zufuhr von Zucker einschränken, qualitativ hochwertiges Wasser trinken, regelmäßig Hülsenfrüchte und Nüsse essen, Vollkornprodukte anstelle von Weißmehlprodukten wählen, pflanzliche Öle bevorzugen, Milchprodukte in Ihren Essensplan einbauen, einmal in der Woche Fisch essen und Fleisch und Wurst so sparsam wie möglich auf den Tisch bringen.

Rezept: Tomatensauce auf Vorrat

Für die Sauce benötigen Sie:

- 1 kg frische Cherry- oder andere - geschmacklich fruchtige – Tomaten, klein geschnitten
- 1 Zwiebel, klein geschnitten
- 4 Knoblauchzehen, klein geschnitten
- frische Basilikumblätter
- etwas Olivenöl
- Salz und Pfeffer

Zubereitung:

Dünsten Sie die Zwiebel kurz im erhitzten Olivenöl an und fügen Sie anschließend den Knoblauch hinzu. Geben Sie nun die Tomaten und ca. 16 frische Basilikumblätter zu den Zwiebeln und lassen Sie alles auf kleiner Flamme 10 Minuten köcheln. Haben die Tomaten zu wenig Eigensaft, fügen Sie etwas Wasser hinzu. Schmecken Sie den italienischen Klassiker mit Salz und Pfeffer ab, füllen Sie die noch heiße Sauce in saubere, vorher durch kochendes Wasser sterilisierte Schraubgläser und lassen Sie diese, auf dem Kopf stehend, auskühlen. Die Menge ergibt 3 Marmeladengläser und hält sich im Kühlschrank bis zu 6 Monate.

Die Sauce passt zu Nudeln, Reis, Fisch oder zum Dippen. Führen Sie sich jedes Mal, wenn Sie die Sauce verwenden, vor Augen, wie viel besser das Geschmacksergebnis im Gegensatz zu einem Fertigprodukt ausfällt und wie leicht die Herstellung ist. Hat Ihnen das Ergebnis zugesagt, können Sie vielleicht einen weiteren Schritt gehen und ausprobieren, ob das Mealprepping, die Vorbereitung von Mahlzeiten auf Vorrat, eine Alternative ist.

Zeit für persönliche Interessen und Hobbys

Um bei einer Dauerbeanspruchung im Alltag durch Familie und Haushaltsführung, Versorgung und Pflege eines Angehörigen, Berufstätigkeit, Aufbau oder Haltung einer selbständigen Tätigkeit, körperliche Einschränkungen wie Behinderung und Erkrankung oder durch sonstige belastende Lebensumstände wie den Bau eines Hauses, Weiterbildung und Studium trotzdem Freiräume für persönliche Interessen und Hobbys zu finden, können Ihnen folgende Tipps eine Inspiration liefern:

- Vermeiden Sie Überstunden.
- Nehmen Sie, falls möglich, bei Überzeit einen Freizeitausgleich in Anspruch anstelle der monetären Auszahlung.
- Denken Sie über eine Reduzierung der Arbeitszeit nach und informieren Sie sich über Teilzeitmodelle Ihres Arbeitgebers.
- Nehmen Sie die Hilfe eines Pflegedienstes oder einer Einrichtung zur Tages- und Nacht- oder Kurzzeitpflege in Anspruch.
- Suchen Sie sich Dienste, die Ihnen Haushaltshilfe geben, z. B. Bügeldienste und Wäschereien, Gartenpflege, Einkaufs- und Putzdienste.
- Nehmen Sie Unterstützung zur Kinderbetreuung in Anspruch, z. B. durch Angehörige, Ganztagesschulen, Horte, Kitas, Babysitter und Schulfahrdienste.
- Informieren Sie sich im Lokalteil Ihrer Wochenzeitung oder im Internet über Angebote der Nachbarschaftshilfe.
- Steht die Planung einer größeren Feierlichkeit im Raum, nutzen Sie Angebote diverser Agenturen, wie z. B. Hochzeits- und Eventplaner.
- Lassen Sie sich von einem Gesundheits- oder Life-Coach beraten.

Grenzen setzen und Nein sagen können

Wenn Sie Schwierigkeiten haben, Grenzen zu setzen, dann betrachten Sie das Nein-Sagen-Können doch einmal als eine Art Schutzanzug, der Sie vor körperlichem, emotionalem und mentalem Raubbau und Blessuren bewahrt. Sie brauchen sich daher nicht mit Schuldgefühlen zu belasten, wenn Sie Ihre eigene Intimsphäre schützen wollen, um Ihr Wohlergehen zu gewährleisten. Meistens fehlen uns die richtigen Worte, um unser Limit nach außen zu tragen, und wir fürchten uns davor, andere vor den Kopf zu stoßen und deren Reaktion entgegenzunehmen. Wenn Sie die richtigen Worte wählen, versteht auch Ihr Umfeld ein Nein.

Tipps, um Grenzen zu formulieren

In der Partnerschaft:

Mir fehlt heute die Lust auf Sex. Können wir stattdessen kuscheln? Lass es uns in ein paar Tagen noch einmal probieren. Ich möchte jetzt nicht darüber sprechen, bin dir aber dankbar, dass du dich um mich sorgst. Ich fühle mich verletzt, wenn du das sagst, kannst du damit bitte aufhören? Ich möchte das nicht, damit fühle ich mich nicht wohl. Ich bin gerade überfordert, kannst du mich in einer halben Stunde noch einmal fragen?

In der Familie:
Nein, das kann ich nicht, weil ich selbst im Moment überfordert bin. So gern ich dir helfen möchte, ich kann nicht, weil das meine Kapazitäten sprengt. Du weißt, du kannst mich jederzeit um einen Gefallen bitten und ich versuche, zu helfen, aber diesmal muss ich leider absagen. Es ist schön, dass du fragst, aber ich möchte im Moment nicht darüber sprechen.

Am Arbeitsplatz:
Ich mache das gern für Sie. Welche anderen Aufgaben kann ich dafür zurückstellen oder weglassen? Das kommt mir heute zu kurzfristig, können Sie sich zukünftig bitte etwas früher melden? Es freut mich, dass du mich um Hilfe bittest, aber ich kann leider keine zusätzlichen Projekte mehr annehmen. Ich würde sofort helfen, habe aber selbst den Schreibtisch voll.

Auszeit und Ruhephasen in den Alltag integrieren

- Legen Sie sich auf einen Tag in der Woche fest, an dem Sie sich für ein paar Stunden nur der Regeneration und Selbstfürsorge widmen. Kommunizieren Sie Ihrem Umfeld, dass Sie in dieser Zeit nur in dringenden Fällen zu erreichen sind.
- Machen Sie regelmäßig an einem Tag, falls möglich, früher Feierabend (z. B. weil Sie früher beginnen) und widmen Sie sich einer Auszeit. Schalten Sie die E-Mail-Benachrichtigung aus und leiten Sie Anrufe auf die Mailbox oder einen Kollegen um.
- Gönnen Sie sich am Wochenende einen Kurzurlaub und fahren Sie an einen anderen Ort.
- Unternehmen Sie Tagesausflüge in einen Park oder auf eine Burg, die Sie auf andere Gedanken bringen. Die Hausarbeit kann warten.
- Ziehen Sie sich zu einem festgelegten Zeitraum, den Sie Ihrer Familie mitteilen, in einen anderen Raum zurück, in dem Sie ungestört sein können, und bitten Sie in dieser Zeit um Ruhe. Hängen Sie ein Schild „Bitte nicht stören" an die Tür und lassen Sie sich von einer Meditation entspannen.
- Stehen Sie jeden Tag eine Stunde früher auf und machen Sie einen 30-minütigen Spaziergang durch die Natur, egal, bei welchem Wetter. Wenn Sie den Sonnenaufgang beobachten und dabei Ihre Affirmationen oder Daily Power-Prayer sprechen, starten Sie gestärkt in den Tag.
- Sie leiden unter Schlafstörungen? Sich im Bett hin und her zu wälzen, ist schlimmer, als aufzustehen und etwas zu tun. Anstatt fernzusehen oder im Internet zu surfen, gehen Sie vor die Tür. Die Ruhe, Einsamkeit und Stille der Nacht können sehr heilsam und beruhigend sein. Probieren Sie einen Spaziergang bei Mondschein.

- Nehmen Sie Ihre Sporttasche mit zur Arbeit. Wenn Sie nach Feierabend erst nach Hause fahren, verleitet Sie dies unter Umständen dazu, nicht noch einmal das Haus zu verlassen.
- Buchen Sie kostenpflichtige Entspannungskurse. Die Motivation, regelmäßig teilzunehmen, ist viel größer, wenn Sie Geld dafür bezahlen.

Selbstreflexion und Achtsamkeit für die eigenen Bedürfnisse

Der amerikanische Psychologe Abraham Maslow (* 1908, † 1970) war Erfinder der Bedürfnispyramide, die eine Abbildung menschlicher Bedürfnisse darstellt und eine Reihenfolge vermutet, wonach der Mensch nach der nächsthöheren Ebene strebt, wenn die Bedürfnisse der unteren Stufe erfüllt sind. Nach seinem Modell ist die Ausrichtung der folgenden Wünsche von unten nach oben wie folgt:

- körperliche Grundbedürfnisse wie Essen, Trinken, Schlafen
- materielle, räumliche und berufliche Sicherheit wie Wohnen, Berufstätigkeit, monetäre Einkünfte
- soziale Bedürfnisse wie Liebe, Freundschaft, Zugehörigkeit
- Anerkennung und Wertschätzung durch Lob, Bestätigung, Respekt, Aufmerksamkeit
- Selbstverwirklichung durch kreative und sinnstiftende Tätigkeiten

Das Ausmaß der Bedürfnisse ist allerdings nicht statisch, sondern stark den Tendenzen von Lebenssituationen, gesundheitlicher Verfassung und Belastung unterworfen. Es ist also nötig, seine Bedürfnisse immer wieder zu hinterfragen, da sich diese verändern können. Wenn Sie depressiv sind, dann kann Ihr Bedürfnis nach einer Nacht mit durchgehendem, erholsamem Schlaf viel größer sein als nach einer Anerkennung am Arbeitsplatz.

<u>So gehen Sie vor:</u>
Eine ganz einfache Methode, um den eigenen Bedürfnissen auf die Spur zu kommen, ist die Annahme des Gegenteils. Wenn Sie also sagen,

- „Das ist ja eine solche Rücksichtslosigkeit!“, kehren Sie das Ganze um. Sie sehnen sich vermutlich nach Rücksicht.
- „Alles nur gelogen!“, wünschen Sie sich wahrscheinlich mehr Aufrichtigkeit.
- „Du bist eiskalt!“, sehnen Sie sich nach Wärme und Zuneigung.
- „Ich bin denen doch piepegal!“, begehren Sie Aufmerksamkeit.

Beschweren Sie sich über etwas, denken oder sprechen Sie im Alltag eine Anschuldigung oder fühlen Sie sich beleidigt, atmen Sie durch und finden den gegenteiligen Sinn Ihrer Botschaft heraus. Üben Sie an dieser Stelle direkt ein Umdenken, indem Sie Ihr Bedürfnis formulieren, z. B.: „Ich wünsche mir, dass du mir mehr Zuneigung zeigst." Fehlt Ihnen die Zeit dafür, notieren Sie das Ausgesprochene oder den Gedanken und beschäftigen sich später damit.

Entspannende Aktivitäten und Wellnesspraktiken

Alle Verfahren, die sich der Wellness und Entspannung verschrieben haben, dienen dem emotionalen und körperlichen Wohlbefinden, indem Muskelentspannung erreicht oder eine Durchblutung angeregt wird, Selbstheilungskräfte aktiviert und körpereigene Energiezentren stimuliert werden, der Geist beruhigt und in Trance oder einen meditativen Zustand versetzt wird. Folgend ein paar Ideen:

Akupunktur, Yoga, Hypnose, Heilfasten, Kinesiologie, Edelsteintherapie, Musik- und Gestaltungstherapie, Quantenheilung, Aura-Soma, Atemtherapie, Meditation, Familienaufstellung, Schamanismus, konventionelle Psychotherapie, Biofeedback-Analyse, Autogenes Training, Progressive Muskelentspannung, Qi-Gong, Tai-Chi, Gebete, Mantras, Biodynamische Osteopathie, Reiki, Lichttherapie, Aromatherapie, Darmreinigung, Bachblüten, Schüßler-Salze, Homöopathie, Physiotherapie, Kräutertherapie, Entgiftungskuren, Säure-Basen-Balance und vieles mehr.

Für viele entspannende Praktiken können Sie selbst sorgen. Ihnen fällt auf die Schnelle gar nichts ein? Lassen Sie sich doch von der nachstehenden Liste inspirieren:

- in den Zoo gehen
- im Chor singen
- Lesen
- ein Bad nehmen
- eine erfrischende Dusche
- auf einen Flohmarkt gehen
- ins Kino gehen
- Schwimmen
- ein Thermalbad besuchen
- Saunieren
- ein Tages-Spa aufsuchen
- ein Waldbad nehmen
- Enten füttern

- ein Konzert oder Theater besuchen
- Puzzeln
- Handarbeiten wie Häkeln, Stricken, Nähen, Makramee, Sticken
- Basteln mit Holz, Papier, Ton, Knete, Fimo, Filz, Wolle
- Schreiner- und Restaurierungsarbeiten
- Tanzen
- achtsames Gehen
- Atemübungen
- ins Grüne fahren
- Meditieren
- Yoga
- einen Brief schreiben
- ein Bild malen
- ein Vision Board herstellen
- ein Spaziergang im Regen
- Musik hören
- ein Instrument spielen
- Kochen, Backen
- Entrümpeln
- Grillen
- Zelten/Camping
- Outdoor-Aktivitäten wie Radeln, Nordic Walking, Wandern, Spurenlesen, Tierbeobachtung
- Wohlfühlkleidung tragen
- Putzen
- Tagebuch führen
- Journaling
- ein Hörspiel, Hörbuch oder Podcast hören
- ins Museum oder in eine Galerie gehen
- Blumen oder Kräuter pflanzen, Gartenarbeit
- für Gemütlichkeit im Zuhause sorgen, Umdekorieren, Möbel umstellen
- Kreuzworträtsel lösen
- etwas reparieren

- zum Friseur oder Barber gehen
- Schach spielen
- auf einem See oder Kanal rudern oder Tretboot fahren
- Pilze oder einheimische, essbare Kräuter (wie Spitzwegerich, Butterblumen, Eisenhut, Kamille) sammeln

Selbstfürsorge durch kreative Selbstausdrucksformen

Wenn wir uns durch kreative Tätigkeiten betätigen, werden wir wieder zu Kindern, die die Welt entdecken und sich ganz spielerisch dabei selbst ausdrücken. Dabei können wir dem innerlichen Forscherdrang folgen und mit verschiedenen Materialien und Formen herumexperimentieren. Durch Kreativität sind wir automatisch achtsam im Moment und werden zum Schöpfer, der seine Emotionen, Absichten und Wünsche frei mit Hilfe der Materie ins Leben ruft. Durch die in diesem Prozess geschenkte Aufmerksamkeit und Zuneigung für das eigene Innenleben ist Kreativität ein kraftvolles Mittel der Selbstfürsorge und verbessert zusätzlich die Neuroplastizität durch Anlegen neuer Gehirnsynapsen, da neue Dinge ausprobiert und persönliches Wachstum auf den Weg gebracht wird. Um die richtige Ausdrucksform für Ihre Ideen zu finden, hilft im Prinzip nur das Ausprobieren. Wenn Sie daran denken, was Sie als Kind gern getan haben, bekommen Sie zumindest eine grobe Richtung. Sprangen Sie z. B. gern in Pfützen und hielten sich viel im Garten auf, dann ist die Beschäftigung mit Naturmaterialien und Outdoor-Aktivitäten vermutlich passend für Sie. Waren Sie lieber im Innenbereich, malten Bilder und spielten mit Knete, dann könnte eine Beschäftigung mit Malen, Zeichnen, Töpfern, Skulpturen und Bildhauerei etwas für Sie sein. Lasen Sie gern in Kinderbüchern, könnten Sie eine Vorliebe für das Schreiben entwickelt haben. Haben Sie Ihrer Oma gern in der Küche geholfen oder Ihrem Vater beim Reparieren des Autos, konnten Sie ein technisches Verständnis und eine Affinität fürs Kochen und Backen davongetragen haben. Gehen Sie einmal gedanklich Ihre Kindheit durch und notieren Sie alles, was Sie damals mit Freude erfüllt hat, selbst, wenn es nur etwas Simples wie ein Handstand auf dem Rasen war.

Selbstbelohnung und Wertschätzung für eigene Fortschritte

Sie sind drangeblieben, haben eisernes Durchhaltevermögen bewiesen und konsequent an der Durchsetzung Ihrer Ziele gearbeitet, so dass die ersten Fortschritte sichtbar sind. Zeit, diese zu honorieren! Wenn Sie sich für Ihre Fortschritte belohnen, stärkt dies Ihre Selbstwirksamkeit und gibt Ihnen einen kleinen Vorsprung an Energie, um weiter bis zur nächsten Zielgeraden durchzuhalten. Wenn die eigenen Fortschritte sicht- und spürbar werden, bestätigt Sie das in Ihrer Absicht. Sie werden sich Ihrer Kraft und Ihres Willens bewusst, jederzeit Ihr Leben selbst in die Hand zu nehmen und alle Ihnen verfügbaren Stellschrauben zu drehen, um eine Veränderung einzuleiten. Mit einem Geschenk an sich selbst sprechen Sie das neurologische Belohnungssystem im Gehirn an, welches Hormone freigibt, die uns motivieren und glücklich machen. Das Geschenk kann materieller oder immaterieller Art, klein oder groß, teuer oder kostenlos sein, Hauptsache, es tut gut und ist ein Dankeschön für Ihren unermüdlichen Einsatz.

Tipps für kleine (und große) Belohnungen:

- eine Tasse heißer Kakao
- Wenn Sie die Möglichkeit und vor allem auch ausreichend Zeit haben, denken Sie darüber nach, sich ein Haustier zu holen.
- Kaufen Sie neue Handtücher.
- Kaufen Sie sich selbst Blumen oder eine Pflanze.
- Machen Sie einen besonderen Ausflug, z. B. zu einer historischen Stätte, einem Weltkulturerbe oder Naturereignis, z. B. einem Wasserfall oder einer Tropfsteinhöhle.
- Lassen Sie sich die Augenbrauen, Wimpern, Hände und Füße kosmetisch versorgen.
- Kaufen Sie ein neues Kleidungsstück.
- Kaufen Sie sich ein Sammlerstück, eine Antiquität oder ein Liebhaberstück auf dem Flohmarkt.
- Beobachten Sie in der Nacht Sternschnuppen.
- Mieten Sie für einen Tag ein Auto und besuchen Sie einen anderen Ort.
- ein Stück Kuchen
- Sehen Sie einen schönen Film.

Den Blick nach vorne richten – Optimismus

Positive Denkmuster und Perspektivenwechsel

Sie stehen vor einer Herausforderung und möchten Ihre negative Erwartungshaltung, die sich leise zu Wort meldet, zum Schweigen bringen?

- Notieren Sie die Herausforderung, über die Ihre negativen Gedankenmuster drohen, hereinzubrechen.

Beispiel:
Sie erhalten den Auftrag, eine Präsentation vor Vorgesetzten und Kollegen zu halten.

- Konzentrieren Sie sich mit einer optimistischen Betrachtungsweise auf das Ergebnis. Was könnte Gutes dabei herauskommen? Sie könnten Beifall erhalten, Ihr Chef könnte Sie loben, Sie könnten befördert werden, ein neues Aufgabengebiet erhalten, Ihre Kommunikationsfähigkeiten verbessern, Professionalität beweisen.
- Notieren Sie die positiven Möglichkeiten, die erreichbar sind, wenn Sie optimistisch denken. Immer dann, wenn Ihnen Zweifel wegen der Bewältigung der Aufgabe kommen, lesen und visualisieren Sie die Ergebnisse.

Übung: Die beste Version meines Ichs

Diese Übung richtet sich auf Ihr Wunsch-Ich. Sie verhilft uns zu mehr Klarheit im Hinblick auf unsere Ziele und das, was wir in unserem Leben erreichen möchten, während gleichzeitig der Optimismus und das positive Denken gestärkt werden. Sie benötigen für die Übung einen Stift und einen Zettel.

In den nun folgenden 20 Minuten werden Sie in einem Stück schreiben, ohne den Stift abzusetzen. Diese Technik führt dazu, dass Sie in einen anderen Achtsamkeitszustand gelangen. Sie brauchen dabei weder auf Rechtschreibung noch auf Grammatik zu achten. Notieren Sie einfach alles, was Ihnen in den Sinn kommt.

- Überlegen Sie sich einen Zeitraum in der Zukunft, zum Beispiel 3, 5 oder 10 Jahre. Gehen Sie davon aus, dass Ihr Leben in diesem Zeitraum absolut perfekt und optimal gelaufen ist. Sie haben Ihre Stärken eingesetzt, Ihre Ziele erreicht, Ihr Potential entfacht und Ihre Träume erfüllt – Sie sind zu der besten Version Ihres Selbst geworden!
- Stellen Sie sich einen Wecker in 20 Minuten und beginnen Sie mit der Übung:

- Versetzen Sie sich in dieses bestmögliche Selbst in 3, 5 oder 10 Jahren. Schreiben Sie aus der Perspektive, als wenn Sie sich bereits in der Zukunft befinden würden. Wie sieht Ihr Alltag aus? Wer ist dort bei Ihnen? Wer sind Sie? Wie ist Ihr Leben? Lassen Sie alle Ideen zu, die in Ihnen entstehen wollen, und setzen Sie sich hier keine Grenzen.
- Nach 20 Minuten legen Sie die beschriebenen Zettel zur Seite und spüren nach, was das Schreiben mit Ihnen gemacht hat.
- Lesen Sie den Text erst am nächsten Tag, sodass das Ganze nachwirken kann.

Sie können diese Übung auch in Teile teilen: Am ersten Tag schreiben Sie über die berufliche Situation Ihres bestmöglichen Selbst in 3, 5 oder 10 Jahren. Der folgende Tag thematisiert dann zum Beispiel die Familie. So können Sie mit verschiedenen Lebensbereichen vorgehen, unter anderem Ihren Beziehungen, Ihren Interessen, Hobbys und Ähnlichem.

Dankbarkeitspraktiken und Wertschätzung für das Gute im Leben

Richten Sie einen persönlichen Dankbarkeits-Altar ein. Dazu finden Sie einen schönen, dekorativen Platz, den Sie täglich im Blick haben, wie z. B. eine Fensterbank, einen Beistelltisch, die Ablage einer Kommode, einen Bilderrahmen oder die Rückseite einer Zimmertür. Finden Sie symbolhafte Utensilien, die die Dinge repräsentieren, für die Sie in Ihrem Leben dankbar sind. Dies können Fotos und Bilder von Ihrer Familie, dem letzten Ausflug oder Urlaub, ein Souvenir oder Erinnerungsstücke an ein schönes Ereignis wie Figuren, Muscheln, Steine, Tischkarten, Servietten, Postkarten, Tortendekorationen, Untersetzer oder Bierdeckel sein und Dinge, die einen persönlichen Wert für Sie besitzen: Geschenke von lieben Menschen oder Schmuckstücke. Dekorieren oder befestigen Sie die Dinge an bzw. auf Ihrem Altar und zünden Sie jeden Tag eine Kerze an, wenn Sie die Kostbarkeiten betrachten. Sprechen Sie laut aus, was die einzelnen Dinge repräsentieren und wofür Sie Dankbarkeit empfinden.

Tipps für mehr Fokus auf gute Dinge

- Achten Sie darauf, sich nicht mit Schwarzmalern zu umgeben. Pessimistische Menschen, die sich ständig beklagen, können unsere Laune verderben. Im Umkehrschluss sind frohe und lebensbejahende Menschen ein inspirierender und förderlicher Umgang.
- Tagtäglich werden wir von sensationsbasierten Medien mit schrecklichen und aufwühlenden Nachrichten und Schlagzeilen bombardiert oder haben Sie schon einmal positive Meldungen der Welt in den Nachrichten gesehen?

Achten Sie darauf, welche Informationen Sie aufnehmen. Dies gilt auch für Filme, Bücher und das Internet. Wer sich Horror-, Katastrophen- und blutrünstige Filme und Serien ansieht, gruselige Bücher liest und gewaltbereite Videospiele spielt oder sich stets mit negativer Berichterstattung die Zeit vertreibt, hat verständlicherweise keinen guten Ausgangspunkt, um positiv zu denken. Wie wäre es demnach mit einem einwöchigen Medien-Detox? Halten Sie sich in dieser Woche von sämtlichen negativen Berichterstattungen fern und beobachten Sie, was dies mit Ihrer Stimmung und Ihrem Gemütszustand macht.

- Machen Sie sich klar, dass Sie ein einzigartiger Mensch sind. Es gibt Sie nicht ein zweites Mal auf dieser Welt und das trifft auch auf andere zu. Jeder Vergleich mit anderen Menschen ist sinnlos, da jeder einen individuellen Lebensweg, eigene Ziele und Vorstellungen hat.

- Üben Sie sich in Dankbarkeit. Betrachten Sie Ihr Leben und listen Sie auf, für welche Personen, Umstände und Dinge Sie dankbar sein und auf welche Errungenschaften Sie stolz sein können. Legen Sie sich hierfür ein Dankbarkeitstagebuch an und schreiben Sie jeden Abend mindestens fünf Dinge hinein, für die Sie am heutigen Tag dankbar sind. Dankbarkeit versetzt Sie in die Schwingung von Fülle, weswegen Sie immer mehr davon anziehen, wofür Sie dankbar sind.

- Natürliche Stimmungsaufheller aus der Natur sind Baldrian, Hopfen, Johanniskraut, Lavendel, Melisse, Passionsblume und Safran. Ein regelmäßig zubereiteter Kräutertee kann die Stimmungslage positiv beeinflussen. Für einen Beruhigungstee mischen Sie

  - 40 g Melissenblätter,
  - 30 g Hopfenzapfen,
  - 30 g Baldrianwurzel,
  - 25 g Lavendelblüten und
  - 25 g Kamillenblüten

in einem Schraubglas oder einer Teedose, welche Sie lichtgeschützt aufbewahren. Für eine Tasse Tee übergießen Sie einen Esslöffel der Mischung mit 250 ml kochendem Wasser und lassen den Tee zehn Minuten zugedeckt ziehen. Danach die Kräuter absieben und nach Wunsch mit einem Teelöffel reinem Honig, Ahornsirup oder Stevia süßen.

- Um sich auf positive Dinge konzentrieren zu können, ist es manchmal hilfreich, Ordnung und Raum zu schaffen, da eine visuelle Überlastung ebenfalls Stress und Unruhe verursachen kann. Etwas Minimalismus schafft Platz, um sich neu zu orientieren und um einen Neustart in die Wege zu leiten. Haben Sie Lust, auszumisten und den Beginn einer positiveren Ära zu markieren? Überlegen Sie, was Sie wirklich zum Leben brauchen, welche Dinge Freude auslösen, praktisch und passend erscheinen und welche Dinge einen unnötigen Ballast darstellen. Ob Sie dabei mit Ihrem Kleiderschrank, den Küchenschränken, dem Keller oder der Garage, allen Zimmern in Ihrer Behausung oder Ihrem Auto beginnen, bleibt Ihnen überlassen.

- Verbringen Sie so viel Zeit wie möglich in der freien Natur – Naherholungsgebiete, Parks, Wälder, botanische Anlagen, Berge, Seen, Flüsse, Strände. Bereits nach ein paar Minuten in einer natürlichen Umgebung sinkt der Stresshormonspiegel, die Gedanken werden ruhiger, das Selbstwertgefühl steigt und man kann sich zentrieren und entspannen. Geist und Körper reagieren gleichsam auf die heilende Kraft der Natur.

- Checken Sie Ihre Nährstoffwerte. Obwohl Sie versuchen, positiv zu denken, fällt Ihnen der Fokus auf gute Dinge aufgrund von mangelndem Antrieb schwer? Das Sonnenvitamin D ist neben der Knochenbildung entscheidend, um gute Laune zu empfinden. Wenn der Oberkörper im Sommer täglich 15 Minuten der Sonne ausgesetzt wird, kann er das Vitamin eigenständig bilden. Aufgrund der Wetterlagen und längeren Winterperioden gibt das Robert-Koch-Institut zu bedenken, dass ca. 30 Prozent der Erwachsenen in Deutschland einen Vitamin-D-Mangel aufweisen. Das Institut empfiehlt, täglich 800 Internationale Einheiten (IE) zu supplementieren. Daneben ist Zink nicht nur besonders wichtig für das Immunsystem, sondern sorgt auch für die Bildung des Glückshormons Serotonin. Fehlt Zink, sinkt auch die Bereitschaft zu positiven Gedanken. Der empfohlene Tagesbedarf an Zink wird laut der Deutschen Gesellschaft für Ernährung (DGE) mit 15 mg für Männer und 12 mg für Frauen angegeben. Zink findet sich in Nüssen, Linsen, Haferflocken, Rindfleisch, Schweinefleisch, Geflügel, Eiern, Milch, Käse und Vollkornprodukten. Auch der Mangel an komplexen B-Vitaminen sorgt für Abgeschlagenheit und depressive Verstimmungen. Die Deutsche Gesellschaft für Ernährung (DGE) schlägt Alarm, dass bereits jeder zehnte Deutsche einen Mangel an Vitamin B12 im Blut aufweist, welches in hoher Konzentration nur in tierischen Produkten zu finden ist. Alternativen sind schwarzer Tee, fermentiertes Gemüse, Sojaprodukte, Wildpflanzen, Algen und Pilze.

- Lesen Sie Bücher über positives Denken (z. B. von Dale Carnegie, Dr. Joe Dispenza, Dr. Joseph Murphy und Vera F. Birkenbihl) und hören Sie aufmunternde Podcasts.

- Umgeben Sie sich mit speziellen Farben, denn wussten Sie, dass Farben Ihre Gefühle beeinflussen können? Der Farbforscher Prof. Dr. Axel Buether (* 1967) untersucht in seinem Labor die Wirkung der Farben auf das menschliche Nervensystem. Sie wirken auf Körperfunktionen wie Atmung, Stoffwechsel und Blutdruck, aber auch auf Gefühle. Alle Farben des Farbspektrums werden nicht nur visuell wahrgenommen, sondern auch durch Sensoren in der Haut. Wählen Sie warme und fröhliche Farben in Kleidung und Umgebung, fühlen Sie sich wohler, sind aufmerksamer, können sich besser konzentrieren und finden schneller Entspannung.

○ **Rot** wirkt anregend, steigert sexuelle Energie und Leistungsfähigkeit, wird mit Lebenskraft, Vitalität und Durchsetzungsvermögen assoziiert, hilft bei Minderwertigkeitsgefühlen, Schüchternheit und Unsicherheit.

○ **Orange** wirkt stimmungsaufhellend, stimulierend sowie kräftigend und wird mit Fröhlichkeit, Jugendlichkeit, Kreativität und Selbstvertrauen assoziiert. Es hilft bei Müdigkeit und Antriebslosigkeit.

○ Weitere Farben und deren Bedeutung finden Sie unter folgendem QR-Code:

https://bit.ly/3O1opnc

• Stoppen Sie negative Denkmuster sofort, wenn Sie auftreten und Sie sie bemerken. Treten Sie einen Schritt zurück und sagen Sie sich: „Moment, was habe ich gerade gedacht? Ist dies wirklich wahr?“

HOFFNUNG ALS ANKER IN SCHWIERIGEN ZEITEN

Haben Sie einmal darüber nachgedacht, warum der Anker ein Symbol für die Hoffnung ist? Ein Anker hält ein Schiff auch bei den widrigsten Wetter- und Wellenbedingungen im Hafen. Genauso ist es mit der Hoffnung. Für einige ist die Hoffnung gleichbedeutend mit Erdung, Naturverbundenheit, mit sicheren und starken Bindungen zur Außenwelt oder mit dem Urvertrauen in einen Schöpfer, einen Gott, der Urquelle allen Seins und einer universellen Ordnung. Wenn Sie aufgrund Ihrer Erkrankung keine Hoffnung auf eine Verbesserung haben und keinen Sinn darin sehen, etwas zu tun, um aktiv zu werden, dann erliegen Sie einer Illusion. Ihre Depression gaukelt Ihnen das nur vor. Können Sie wissen, was die Zukunft für Sie bereithält? Nein, das können Sie nicht, *Sie befürchten es nur.* Therapeut und Psychologe Dr. Rolf Merkle (* 1952, † 2019) machte sehr deutlich darauf aufmerksam, dass viele seiner Patienten am Anfang der Behandlung wenig Hoffnung auf Genesung hatten, was sich aber im Laufe der Therapie veränderte, denn die Zuversicht kam mit der Besserung zurück. Angelehnt an seine Empfehlungen erhalten Sie Tipps für mehr Hoffnung:

- Stellen Sie Ihre Hoffnungslosigkeit in Frage. Es ist „nur“ ein Mix aus körperlichen und neurochemischen Prozessen.
- Probieren Sie etwas Neues, lernen Sie eine neue Fähigkeit, gehen Sie neue Wege.
- Schätzen Sie den Moment. Mit der nötigen Achtsamkeit kommen Sie im Hier und Jetzt an.
- Seien Sie dankbar für die guten und schönen Dinge im Leben.
- Gehen Sie in die Natur.
- Nutzen Sie die Momente bewusst, in denen Sie sich besser fühlen, und werden Sie aktiv. Unterstützen Sie einen guten Tag, indem Sie einen ausgiebigen Spaziergang machen, ein paar frische Kräuter auf dem Balkon oder der Fensterbank pflanzen, sich der Haar- und Gesichtspflege widmen oder Ihre Lieblings-CD auflegen und dazu ein paar Tanzschritte wagen.
- Genießen Sie die Momente bewusst, in denen Sie sich besser fühlen, und spüren Sie in sich hinein. Stellen Sie sich vor, diese Gefühle in Ihrem Leben zu verankern. Visualisieren Sie, wie Sie dauerhaft lebensfroh und gestärkt Ihren Alltag bewältigen.
- Denken Sie „Ich mach weiter. Das geht vorüber“, wenn es Ihnen nicht so gut geht. Durchleben Sie einen schlechten Tag, hilft es, den Fokus auf eine Tätigkeit zu richten, der Ihre gesamte Aufmerksamkeit einnimmt und Sie von depressiven Gedanken ablenkt. Begleiten Sie Ihre Ausführungen mit Worten. Beschäftigen Sie sich z. B. mit Tätigkeiten im Haushalt und sprechen Sie dabei: „So, nun putze ich die Arbeitsplatte schön sauber und danach bekommen die Haushaltsgeräte wieder einen geordneten Platz. Sie können sich aber auch mit einem Puzzle beschäftigen oder die Schritte in einem Rezept konzentriert befolgen, indem Sie z. B. ein Brot backen.

Resilienz durch eine optimistische Grundeinstellung

Um Optimismus zu lernen, schreiben Sie ein Glückstagebuch. In diesem Buch sind negative Formulierungen, Negierungen, Gedanken, pessimistische Aussagen und Formulierungen verboten! Sie werden merken, dass die ersten Seiten schwierig zu schreiben sind und Sie besondere Aufmerksamkeit darauf legen müssen, wie Sie etwas schreiben. Das ist Sinn der Übung. Es wird Tage geben, da fallen Ihnen die Notizen schwer und Sie müssen höchste Konzentration aufbringen, aber mit jeder Seite wird es besser werden. Hat sich doch einmal ein Fehlerteufel eingeschlichen, markieren Sie die Stelle. Sie dient als wichtige Veranschaulichung für Gedanken und Muster, an denen Sie noch arbeiten können. Schreiben Sie jeden Tag nur kleine glückliche, frohe oder zufriedenstellende Begebenheiten auf, z. B. das Lächeln eines Kollegen, blauer Himmel, das Lachen über einen dummen Witz, das Lob einer Bekannten, der

Gratiskaffee in der Kantine, der Igel im Garten etc. Ihr Mindset wird sich mit der Zeit so ausrichten, dass Ihr Fokus immer mehr auf die Dinge gerichtet ist, die Ihnen Freude, Glück und noch mehr Dankbarkeit bescheren.

Tipp:
Legen Sie sich das Tagebuch sichtbar mit Stift auf den Tisch, sodass Sie jeden Tag daran erinnert werden, Ihre Momente aufzuschreiben

Humor als bewältigungsunterstützendes Element

Haben Sie schon einmal von Gelotologie gehört? Gelotologie ist Humorforschung und beschäftigt sich mit den körperlichen und geistigen Auswirkungen des Lachens. Gegründet 1964 an der Stanford University in Kalifornien von Prof. William Fry (* 1924, † 2014), hat diese Disziplin bestätigen können, dass 20 Sekunden Lachen den Körper trainieren wie drei Minuten Joggen. Das Immunsystem produziert bei lachenden und fröhlichen Menschen mehr Killerzellen, die entartete und defekte Zellen vernichten, zusätzlich wird die Produktion körpereigener Abwehrstoffe angekurbelt. Der Spiegel des Stresshormons Cortisol kann durch wenige Minuten Lachen gesenkt werden und auch das Schmerzempfinden ist in einem lachenden Zustand deutlich geringer, weil Endorphine freigesetzt werden, die die Empfindung von Schmerzen blockieren und Glücksgefühle produzieren. Dies haben Sie vielleicht selbst schon einmal erlebt, wenn Sie im Beisein einer anderen Person gestolpert sind oder sich schmerzhaft gestoßen haben und daraufhin gemeinsam darüber lachten. Das Schmerzempfinden war weniger intensiv, als wäre es Ihnen allein zugestoßen, und dauerte deutlich kürzer an.

Ihr Gehirn kann nicht unterscheiden, ob es sich um ein echtes oder bewusst hervorgerufenes Lachen handelt, die Reaktionen Ihres Körpers bleiben die gleichen. Beides hat eine heilende Wirkung.

- Finden Sie heraus, was Sie komisch finden und worüber Sie früher schon herzhaft lachen konnten, und holen Sie mehr davon in Ihr Leben.
- Schauen Sie lustige Filme, Komödien und Slapsticks.
- Lesen Sie ein lustiges Buch.
- Kommen Sie mit Menschen zusammen, mit denen Sie gut lachen können, schaffen Sie eine leichte und unbeschwerte Atmosphäre, planen Sie z. B. einen Spiele- oder Grillabend, eine Kostümparty oder Ähnliches.
- Hören Sie lustige Hörspiele.
- Besuchen Sie eine Comedy-Show.

- Wenn Sie Mut haben, spielen Sie Ihrem Partner, Kollegen oder Nachbarn einen lustigen Streich und erfreuen Sie sich an den Gesichtern, nichts ist lustiger als Situationskomik, die das Leben schreibt.
- Rufen Sie sich im Detail eine besonders ausgelassene und lustige Situation aus der Vergangenheit ins Gedächtnis und lachen oder lächeln Sie erneut darüber, wenn Sie können.

Wenn Ihnen das Lachen schwerfällt, dann versuchen Sie die nachfolgende kleine Lachmeditation. Anfänglich werden Sie sich vielleicht komisch vorkommen, aber Sie schaffen dadurch Reize in Ihrem Nervensystem, die sich wieder daran erinnern, wie Lachen funktioniert. Je öfter Sie Ihre Muskeln und neuronalen Verbindungen trainieren, desto leichter fällt Ihnen später das „echte" Lachen.

Anleitung: Lachmeditation

Audiodatei 3

<u>So gehen Sie vor:</u>
Legen Sie Ihre beiden Hände auf Ihren Bauch, atmen Sie tief ein und wieder aus. Spüren Sie, wie sich Ihre Bauchdecke bei jedem Atemzug hebt und senkt. Bleiben Sie mit Ihrer Aufmerksamkeit bei Ihrem Atem und kommen Sie ganz im Hier und Jetzt an.

Fangen Sie nun an, breit zu grinsen. Ziehen Sie Ihre Mundwinkel nach oben, wie Sie es bei einem echten Lächeln tun würden. Stellen Sie sich dabei eine lustige Situation vor, die sich vor Ihrem inneren Auge abspielt. Nun spielen Sie ein Lachen, als wären Sie ein Schauspieler auf einer Theaterbühne. Ob Sie dabei „hahahaha" oder „hihihihi" oder „hohohoho" artikulieren, spielt keine Rolle. Machen Sie dies, bis sich ein leichtes, kurzes und echtes Lachen einstellt, welches dem natürlichen sehr nahekommt.

Bleiben Sie einen Moment lang still und spüren Sie, welche körperliche und geistige Veränderung das Lachen ausgelöst hat. Vielleicht ist es ein flüchtiger Augenblick der Leichtigkeit, ein kurzer Moment der Lebendigkeit, ein ruhiger und gleichmäßiger Atem oder Wärme im Oberkörper? Genießen Sie diesen Moment und spüren Sie nach.

Starten Sie in den Tag mit dem bewussten Vorhaben, mehr zu lachen und zu lächeln!

Extra-Tipp:
Kleben Sie sich lächelnde Smileys ins Auto oder an den Computer. Nehmen Sie sich in der Pause fünf Minuten Zeit, um sich etwas Lustiges anzuschauen – einen Comic, einen Witz, ein Video. Setzen Sie ein Lächeln in einer Situation auf, in der Ihnen gar nicht danach ist. Beobachten Sie andere Menschen, die lachen und albern sind. Fordern Sie einen Kollegen auf, Sie zum Lachen zu bringen. Meistens sorgt der klägliche Versuch schon für ein echtes Lächeln.

Die Kraft von positiver Erwartung und Selbstvertrauen

Glauben Sie nicht nur an Ihre Fähigkeiten, Talente, Stärken und Befähigungen, sondern wissen Sie darüber. Um ein visuelles Bild davon zu erstellen und Ihre Kreativität zu fördern, machen Sie die folgende Übung.

So gehen Sie vor:
Nehmen Sie dazu ein großes Blatt (DIN A3 oder größer), eine Canvas-Leinwand oder eine Pinnwand hochkant und befestigen Sie ein Foto von sich in der Mitte. Sie können auch Ihren Namen dort hinschreiben oder sich als Strichmännchen darstellen. Zeichnen Sie nun Pfeile, Linien oder andere Strukturen, die von Ihrem Namen oder Bild in alle Ecken der Vorlage ausgehen, und benennen Sie Dinge, die Sie gut können. Ihrer Kreativität sind hier keinerlei Grenzen gesetzt, Sie dürfen schreiben, zeichnen, Symbole und Aufkleber verwenden, Karteikarten anpinnen oder Ähnliches. Nehmen Sie die Perspektive einer dritten Person ein und fragen Sie sich: „Welche Fähigkeiten hat XY (Ihr Name)?", „Welche Aufgaben kann ich XY (Ihr Name) gut anvertrauen?", „Wofür hat XY (Ihr Name) ein Talent?" „Was sind seine/ihre Stärken?" „Was hat er/sie bereits alles erreicht?" Wenn Sie fertig sind, hängen Sie das Werk an eine Wand und machen eine Pause, in der Sie sich mit etwas anderem beschäftigen. Wenn Sie zurückkehren, betrachten Sie Ihr Board aus zwei Metern Entfernung. All die Dinge, die Sie dort aufgeschrieben haben, sind Ihre Fähigkeiten, auf die Sie vertrauen können. Ist es nicht erstaunlich, wie viele Stärken Sie haben? Können Sie jetzt, wo Sie eine visuelle Darstellung Ihrer Kompetenzen vor Augen haben, die Ihnen jeden Tag, jeden Moment und jede Sekunde den Rücken stärkt, selbstbewusst und positiv in die Zukunft schauen? Wenn Ihnen einmal wieder Zweifel kommen, ob Sie es schaffen, dann schauen Sie Ihr Board an und machen sich bewusst, dass Sie jeden Grund haben, einen positiven Ausgang einer Sache, die Sie anpacken, zu erwarten.

Zukunftsorientierung und Lebenssinn

Beantworten Sie die folgenden drei Fragen und nehmen Sie sich für jede Frage 2 Minuten Zeit.

- Wo möchte ich in einem halben Jahr sein? Welche Fortschritte habe ich gemacht und wie geht es mir? Notieren Sie maximal 3 Antworten. (Sie sollten sich nicht zu viel vornehmen, daher haben Sie pro Frage auch nur zwei Minuten Zeit.) Visualisieren Sie 2-mal pro Woche (je 6 Minuten) für die nächsten sechs Monate, wie Sie sich selbst mit erfülltem Wunsch und erreichtem Ziel sehen.
- Wo möchte ich in einem Jahr sein? Welche Dinge habe ich erreicht und wie geht es mir? Was hat sich zum Besseren geändert? Notieren Sie auch hier maximal drei Antworten. Visualisieren Sie in den darauffolgenden 6 Monaten (für je 6 Minuten) 2-mal pro Woche, wie Sie Ihre Ziele erreicht haben und was sich in Ihrem Leben geändert hat.
- Wo möchte ich in zwei Jahren sein und welche Dinge habe ich erreicht? Was hat sich verbessert? Visualisieren Sie während des darauffolgenden Jahres 2-mal pro Woche (je 6 Minuten) die Erreichung der von Ihnen definierten Ziele.

An dem Tag, an dem Sie mit der Übung beginnen, schreiben Sie die Antworten aller drei Fragen auf einen Zettel, den Sie in einer Plastikdose oder einem kleinen Marmeladenglas an einer schönen Stelle im Park, Wald oder Garten vergraben. Nach Ablauf der zwei Jahre kehren Sie zurück und graben Ihre Zeitkapsel aus. Reflektieren Sie über Ihren Weg und Ihre Genesung.

Optimistische Kommunikation und Ausstrahlung

In dieser Übung geht es um die positive Ausstrahlung und nonverbale Kommunikation von Gefühlen und Gemütszuständen. Sie haben bereits gelernt, dass der Körper auf willentlich herbeigeführte positive nonverbale Signale genauso reagiert, als würden Sie natürlich entstehen. Nutzen Sie diese Tatsache zu Ihrem Vorteil, um Ihr Gehirn zu überlisten. Wenn Sie diese Übung einmal verinnerlicht haben und im Alltag regelmäßig anwenden, wird Ihr Körper schon bald darauf reagieren.

So gehen Sie vor:

- Stellen Sie sich vor einen Spiegel. Ihre Aufgabe ist es nun, in Haltung, Gestik, Mimik (und Geräuschen) die unten stehenden optimistischen Gefühle, Gedanken und Redewendungen darzustellen. Der Wechsel zwischen Adjektiven, Adverbien und Idiomen ist bewusst so gewählt, um Ihre Synapsen herauszufordern. Wenn es Ihnen hilft, stellen Sie sich vor, Sie sind ein Pantomime-Künstler auf einer Bühne und das Publikum muss erraten, um welche Zustände es sich handelt.
- Sie dürfen gern herumexperimentieren und viele Dinge ausprobieren. Haben Sie eine Pose gefunden, mit der Sie zufrieden sind, halten Sie diese für mindestens 30 Sekunden.

Bereit? Los geht's:

- entzückt
- Mitgefühl
- Begeisterung
- erleichtert
- ein Gewinner sein
- die Ehre haben
- Entschlossenheit
- auf der Erfolgswelle schwimmen
- Unabhängigkeit
- verliebt
- den Hauptgewinn ziehen
- Hilfe bekommen
- ein Ziel vor Augen haben
- Dankbarkeit
- Erfolg auf der ganzen Linie haben
- Respekt
- ein Lob erhalten
- entspannt
- freie Bahn haben
- Konzentration
- ein Glückskind sein
- gelassen
- dem Fluss des Lebens folgen

Die Fähigkeit, in Herausforderungen eine Chance zu sehen

Für dieses kleine Rollenspiel betrachten Sie ein Hindernis oder ein Problem, vor dem Sie stehen. Suchen Sie sich einen Gegenstand, der dieses Problem symbolisiert. Dies kann ein Glas, ein Stein oder ein Kissen sein, welches Sie intuitiv als passend empfinden. Jetzt benötigen Sie noch Karteikarten oder Notizzettel, etwas zu schreiben und schon kann es losgehen. Sie schlüpfen jetzt in die Rolle des lieben Gottes – wie ein Theaterschauspieler, der eine Rolle verkörpert. Denken Sie an das Problem oder Hindernis, welches Sie für XY (Ihr Name) ausgedacht haben.

Beispiel:
Das Problem besteht daraus, dass XY den Freund seiner Tochter nicht leiden kann. Aus Ihrer Sicht (der Sicht einer objektiven, dritten Person der Metaebene) ist dieses Problem ein Geschenk. In welcher Weise beschenken Sie XY (das sind Sie)? Wie kann XY (das sind Sie) davon profitieren, was kann er daraus lernen und welche seiner Anlagen, die Sie – als lieber Gott – ihm in die Wiege gelegt haben, kann er dadurch trainieren? Was möchten Sie als der liebe Gott aus ihm herauskitzeln? *Z. B. das Akzeptieren der Entscheidungen seiner Tochter, das Vertrauen in die Urteilsfähigkeit seiner Kinder, Gelassenheit: kommt Zeit kommt Rat, das Loslassen seiner Kinder, Aufgabe des Kontrollzwangs, Einhalten von Grenzen, Abstand, Respekt, Eifersucht ablegen, Unterstützung ein Leben lang, egal, was kommt, Liebe etc.*
Schreiben Sie Ihre „Geschenke“ stichpunktartig auf die Karteikarten und legen Sie sie auf einen Tisch um den Gegenstand herum. Jetzt dürfen Sie wieder Sie selbst sein und sich die Gottesgeschenke auf dem Tisch ansehen. Am Ende treffen Sie eine Entscheidung, ob Sie den Gegenstand auf dem Tisch annehmen und mit den Händen wegnehmen und auf diese Weise symbolisch akzeptieren oder lieber stehen lassen. Nehmen Sie die „Gottesgeschenke“ an, dürfen Sie die Karteikarten dazu einsammeln und in Ihr Tagebuch kleben oder an eine Pinnwand oder den Kühlschrank hängen. Fühlen Sie sich noch nicht bereit dazu, das Problem aus verschiedenen Perspektiven anzugehen, verstauen Sie die Karteikarten an einem bestimmten Ort, in einer Dose oder einer Schachtel. Vermutlich ist der richtige Zeitpunkt noch nicht gekommen. Taucht das Problem erneut auf und mit ihm die negativen Emotionen und Gedanken, ist es an der Zeit, die Schachtel zu öffnen und die Karteikarten zu lesen. Wie fühlen Sie sich beim Lesen nach etwas zeitlichem Abstand? Können Sie die „Gottesgeschenke“ nun akzeptieren? Kommen Sie so lange zu dieser Schachtel zurück, bis Sie bereit sind, die Dinge, die notiert sind, in Betracht zu ziehen.

Mit dieser spielerischen Übung trainieren Sie nicht nur den Perspektivenwechsel, sondern auch das optimistische Betrachten eines Hindernisses. Haben Sie Schwierigkeiten, die Rolle einer dritten, objektiven Ebene einzunehmen, ist dies eine wunderbare Übung, die Sie mit einer vertrauten Person spielen können, die für Sie die Rolle des lieben Gottes übernimmt.

Resilienz durch eine optimistische Lebenseinstellung

Wenn Sie aufgrund Ihrer Erkrankung den Lebenssinn verloren haben, dann seien Sie sich gewiss, dass dies nicht Ihre Schuld ist. An dieser Stelle wird noch einmal auf die weiter vorne in diesem Buch gestellte Gretchenfrage eingegangen: Wenn Sie als einzigartiges Wesen, mit einem freien Willen ausgestattet, in diesen Erfahrungsraum, den wir Welt nennen, gekommen sind und sich in allen Lebensbereichen mit einer Überregulation, Stigmatisierung und gegen das Leben gerichtete Rahmenbedingungen konfrontiert sehen, wen verwundert es nicht, dass die Freude am Leben abnimmt und depressive Erkrankungen immer mehr zunehmen? Betrachten Sie einmal die Finger Ihrer Hände oder Ihre Zehen. Diese gibt es nicht ein zweites Mal auf diesem Planeten. Sie sind einmalig und dazu geschaffen worden, souverän, in Selbstbestimmung Ihr Leben zu gestalten und Dinge zu kreieren, um Ihre Bedürfnisse und die Ihrer Lieben zu stillen, im Einklang mit den kosmischen Gesetzen. Um das Leben mit einem Urvertrauen, optimistisch und zuversichtlich zu leben und Glück zu finden, sollten Sie sich wieder in den organischen Kreislauf fügen. Um dieses Verständnis zu fördern, werden Sie mit den hermetischen Gesetzen von Hermes Trismegistos (vermutlich 3000 Jahre v. Chr.) bekannt gemacht.

Hermes Trismegistos ist eine nebulöse Gestalt der Menschheitsgeschichte, der auch als altägyptischer Gott Thot, als altgriechischer Götterbote Hermes, als römischer Gott Merkur und von Islamwissenschaftlern als Henoch identifiziert wird. Über seine Herkunft spekulieren Weisheitsschulen, Geheimbünde, Gelehrte und Wahrheitssuchende noch heute, denn Einzelheiten seiner Lebensgeschichte sind während der Jahrtausende abhandengekommen oder werden irgendwo unter Verschluss gehalten. Hermes Trismegistos wird als „Meister der Meister" und als Verfasser einer Vielzahl von philosophischen, astrologischen, magischen und alchemistischen Schriften, als Begründer der Astrologie, Entdecker der Alchemie, als Gott des Maßes und der Zahl (Mathematik), der bildlichen Darstellung und der Bibliotheken sowie als Verkünder des Verborgenen angesehen. In der altgriechischen Kultur spricht man ihm die Erfindung der Buchstaben und Musik zu.

Die Prinzipien der hermetischen Gesetze finden wir in vielen Religionen wieder, z. B. gibt es Textstellen in den indischen Veden und in der Bibel, die sich mit den Grundaussagen decken. Nutzen wir die Gesetze als ein Verständnismodell, um die Zusammenhänge des Lebens auf individueller und kollektiver Basis zu begreifen, dann können wir durch bewusste Anwendung und Ausrichtung unseres Verhaltens unser Leben selbst bestimmen und eine heilend wirkende Grundordnung wiederherstellen.

- Das Prinzip der Schöpfung

Der Ursprung allen Lebens ist geistiger Natur. Unsere Gedanken sind der Motor, um Veränderungen in Gang zu setzen und um Neues zu erschaffen. Das Gesetz der Schöpfung besagt, dass das Leben und unser Bewusstsein nicht durch ein Zusammenwirken von physischen Prozessen entstehen, sondern Folgen von ihr sind. Die organische und biologische Natur des Lebens ist Ausdruck eines immateriellen Geistes und von Energie.

Um eine Heilung herbeizuführen, sollte verstanden werden, dass Liebe, Glück, Freiheit und Gesundheit nicht in der Materie zu finden sind. Alles entsteht zuerst im Geiste. Um eine Veränderung herbeizuführen, muss diese erst im Inneren erschaffen werden. Die äußere Welt wird sich dann nach dem Geiste richten und sich anpassen, wie es ein Spiegelbild tut.

- Das Prinzip der Resonanz

Wer die Welt im Außen verändern möchte, muss sich zuerst selbst verändern. Gleiches zieht Gleiches an, während Ungleiches einander abstößt. „Wie oben, so unten, im Großen wie im Kleinen."

Sie ziehen Dinge und Umstände in Ihr Leben, die mit Ihrer eigenen Schwingung und Ihrem Energie- und Mentalkörper in Resonanz treten, also im Einklang sind.

- Das Prinzip der Schwingung

Stillstand existiert nicht. Materie, die für das Auge unbeweglich erscheint, schwingt auf atomarer bzw. energetischer Ebene. Die Quantenphysik basiert auf dieser Erkenntnis, denn Materie besteht nicht aus starren und unbeweglichen Teilchen, sondern aus sich bewegenden, vibrierenden Elementen.

Ihr Energie- und Ihr Mentalkörper sind in ständiger Bewegung und Ihre Gedanken und Gefühle erzeugen eine Frequenz oder ein Signal, welches Sie aussenden.

- Das Prinzip der Gegensätze

Scheinbare Gegensätze sind von Natur aus identisch und bekommen ihre Dualität in der Erscheinung durch die Interpretation des Betrachters.

Nichts ist in Stein gemeißelt. Wahrheiten, Sichtweisen, Meinungen und Standpunkte sind immer nur ein Teil des Ganzen. Alles ist relativ. Erst das eigene Denken und die Bewertung ermöglichen eine Zuordnung. Alles ist miteinander verwoben und kommt in die Existenz durch einen entsprechenden Gegenpol. Heilung kann entstehen, wenn wir die Interpretation einer Erscheinung so anpassen, dass sie unserer eigenen Entwicklung förderlich ist.

• Das Prinzip des Rhythmus und der Kreisläufe

Dieses Prinzip basiert auf dem Gesetz der Polarität und beschreibt das Hin- und Herfließen der Energie von einem Pol zum anderen. Die dadurch entstehenden Kreisläufe bestimmen den Atem, Leben und Tod, Jahreszeiten, Ebbe und Flut, Entstehung und Vergehen von Welten, Nationen und Kulturen. Der Ausschlag eines Pendels in eine Richtung ist das Maß für den Ausschlag in die andere Richtung, der Rhythmus ist dabei die ausgleichende Kraft. Alles ist vergänglich. Oft fühlt es sich so an, als wären wir dem Rhythmus des Lebens hilflos ausgeliefert. Heute fühlen wir uns gut und vital, morgen sind wir schlecht gelaunt und kraftlos. Auf ein Hoch folgt ein Tief. Durch die Bewusstwerdung dieser Gesetzmäßigkeit und die Achtsamkeit auf die eigenen Emotionen lässt sich der Einfluss neutralisieren. Wenn wir uns in unserer Mitte befinden, hat die Schwingung des Pendels keinen Einfluss mehr auf unsere Gefühlswelt. Sind wir jedoch auf „Autopilot" geschaltet, leben gedanklich in der Vergangenheit oder Zukunft anstatt im Hier und Jetzt, werden wir hin und her geworfen. Dieses Prinzip hält auch Trost für schwierige Zeiten bereit, denn egal, in welcher Lebenssituation wir uns gerade befinden, wir werden dort nicht bleiben.

• Das Prinzip von Ursache und Wirkung

Nichts passiert ohne Grund oder per Zufall, alles geschieht gesetzmäßig. Alles, was Sie in die Welt hinaussenden, entfaltet eine Wirkung. Alles, was Sie in Ihrem Leben erfahren, hat eine Ursache. Sämtliche Prozesse des Lebens stehen in einem Zusammenhang. „Was du nicht willst, das man dir tu, das füge auch keinem anderen zu."

• Das Prinzip des Geschlechts und der Einheit

Um die schöpferische Kraft zu entfalten, sind weibliche und männliche Energien notwendig. Alle Dinge beinhalten weibliche und männliche Aspekte und bilden gemeinsam eine Einheit. Das männliche Prinzip wird schöpferisch, wenn es sich auf das weibliche Prinzip ausrichtet, und das weibliche Prinzip empfängt diese Energie und gibt sie in Form von Pflege und Nahrung zurück – Geben und Nehmen auf allen Daseins-Ebenen. Es ist das Gesetz der Harmonie und der Balance im Leben. Um die schöpferische Kraft in uns, die gleichbedeutend mit Aktivität, Vitalismus und Gesundheit assoziiert wird, zu erhalten, müssen wir, unabhängig vom biologischen Geschlecht, auf eine Balance in unserem physischen, energetischen und mentalen sowie geistigen Körper achten.

Nichts ist statisch in diesem Leben, alles ist in Bewegung, Sie sind in Bewegung – in Ihrem Inneren, durch Ihre Gedanken und Emotionen, durch Ihre Handlungen und durch Ausübung Ihres freien Willens. Wenn Sie sich bewusst machen, dass das Leben nach diesen Gesetzmäßigkeiten funktioniert, dann wird Ihnen klar, welche Verantwortung Sie tragen. Sie haben die Macht, wie Sie etwas im Leben wahrnehmen, wie Sie eine Situation bewerten, wie Ihre innere Einstellung ist und wie Sie darauf reagieren.

Problemlösungsfähigkeiten verbessern

KREATIVE PROBLEMLÖSUNG UND IDEENFINDUNG

Um kreative Problemlösungsstrategien zu entwickeln, ist es erforderlich, zu neuen Ideen zu gelangen, über den eigenen Tellerrand hinauszusehen, alte Zöpfe abzuschneiden, traditionelle Gewohnheiten loszulassen und eine Kombination aus Andersdenken, Probieren, dem Betrachten verschiedenster Perspektiven und dem Ergreifen neuer Chancen anzuwenden. Es liegt in der Natur der Sache, dass das Ziel einer kreativen Problemlösung einzigartig, praktisch umsetzbar und manchmal riskant sein kann.

Tipps zur kreativen Problemlösung:

Aktives Zuhören:
Beobachten Sie Ihr Umfeld in allen Details und nehmen Sie auf, was andere erzählen.

Beispiel:
Sie stehen vor folgendem Problem: Ihre Ehefrau überrascht Sie mit der Entscheidung, ihre Mutter, die ein Pflegefall ist, daheim zu versorgen. Aus alten Überzeugungen heraus würden Sie sofort energisch dagegensprechen, da Sie beide berufstätig sind, Sie halten sich aber zurück. Hören Sie empathisch zu, wie Ihre Frau zu dieser Entscheidung gelangt ist und wie andere Familienmitglieder sich dazu äußern.

Erweitern Sie Ihre Perspektive:
Suchen Sie nach neuen Erfahrungen und Informationen, um das Problem zu lösen und neue Denkansätze zu formen. Lesen Sie Zeitschriften, Artikel, Bücher, die die Problemstellung berühren, und lernen Sie neue Fähigkeiten, um Ihre Sachkenntnis zu dem Thema zu erweitern.

Beispiel:
Anstatt sich hilflos zu fühlen, lesen Sie Bücher über häusliche Pflege, sprechen mit Ihrem Hausarzt darüber, recherchieren nach Dingen, die die Versorgung erleichtern, z. B. spezielle Betten etc. Sie besuchen einen Vortrag der Volkshochschule zum Thema häusliche Pflege.

Arbeiten Sie mit anderen zusammen:

Nichts führt schneller zu einem Perspektivenwechsel und einer Inspiration, als wenn unterschiedliche Personen mit diversen Ausgangslagen zusammenkommen.

> **Beispiel:**
> Besuchen Sie eine Selbsthilfegruppe von pflegenden Angehörigen und hören Sie sich die Erfahrungsberichte und Geschichten an. Suchen Sie eine Beratungsstelle auf und erfahren Sie, welche Hilfen es im Alltag gibt.

Neugierde und Offenheit:

Stellen Sie Fragen und holen Sie Informationen ein. Seien Sie offen für jede Quelle.

> **Beispiel:**
> Bleiben Sie hellhörig und spitzen Sie die Ohren, wenn jemand am Gartenzaun über die Herausforderungen der häuslichen Pflege erzählt. Stellen Sie Kollegen oder Freunden Fragen, ob sie Erfahrungen mit dem Thema haben.

Sehen Sie eine Sackgasse nicht als Niederlage an:

Es ist wichtig, weiter zu experimentieren, auch wenn ein Weg nicht das gewünschte Ergebnis bringt.

> **Beispiel:**
> Sie haben eine Kooperation mit einem mobilen Pflegedienst angestrebt, was leider nicht funktioniert hat. Jetzt suchen Sie nach weiteren Unternehmen, die Ihren Ansprüchen entsprechen.

Effektive Kommunikation bei der Problemlösung

Um ein Problem effektiv zu lösen, ist ein besonderes Augenmerk auf die Kommunikation zu richten, um Missverständnisse zu vermeiden. Haben Sie schon einmal die Erfahrung gemacht, dass Sie fälschlicherweise davon ausgegangen sind, dass eine andere Person genauso denkt wie Sie, aber dann doch eines Besseren belehrt wurden? Diese Konflikte entstehen, wenn keine Kommunikation oder kein Konsens über Meinungen, Werte und Erfahrungen eingeholt wird und Sie einfach davon ausgehen, dass der andere dieselben Werte wie Sie selbst hat, was ein Trugschluss ist.

Tipps für eine erfolgreiche Kommunikation bei der Lösung eines Problems:

- Versuchen Sie, auf empathische Weise, die Beweggründe Ihres Gegenübers zu verstehen. Hören Sie nicht nur auf die Worte, sondern gehen Sie auch den Emotionen, die dahinterstehen, auf den Grund, indem Sie die nonverbalen Signale deuten. Sprechen Sie aus, was Sie deuten können, wie „Ich habe gemerkt, dass du ..." oder „Ich sehe, dass Sie das sehr beschäftigt".

- Bedienen Sie sich einer deutlichen Kommunikation. Mit den Tipps aus diesem Buch haben Sie bereits gelernt, wie Sie ihre Gedanken, Gefühle und Emotionen klar zum Ausdruck bringen können. Grundsätzlich sollten Sie Ihr Gegenüber ausreden lassen, wenn dieser Ihnen jedoch keine Gelegenheit gibt, zu antworten, dann greifen Sie einen gesagten Punkt auf und leiten Ihre Argumentation mit einer positiven Bestätigung ein, z. B. „Das ist gut, dass du das ansprichst, meine Sicht ist folgende ..." oder „Ein ganz wichtiger Punkt! Ich denke ...".

- Kommunizieren Sie respektvoll. Vermeiden Sie unkonstruktive Kritik, Anschuldigungen, Vorwürfe und Beleidigungen. Bringen Sie Ihre Gefühle auf Augenhöhe zum Ausdruck, ohne Ihren Gesprächspartner anzugreifen oder zu erniedrigen. Anstatt zu sagen, „Du kommst immer zu spät", wählen Sie: „Ich fühle mich in Zeitnot, wenn du zu spät kommst."

- Zeitpunkt und -ort. Wählen Sie den richtigen Zeitpunkt und den Ort der Kommunikation. Wenn Sie gestresst und unausgeschlafen sind, ist es der falsche Zeitpunkt für ein Gespräch. Sensible Themen sollten an einem ruhigen, ungestörten Ort durchgeführt werden.

Sinnfindung und Zweck

Selbstreflexion zur Sinnfindung und Lebenszweck

Dem Lebenszweck und gleichzeitig der inneren Essenz auf die Spur zu kommen, ist sicherlich sehr stark abhängig von Weltanschauung, Kultur, Erziehung und dem persönlichen Umfeld, dennoch gibt es zahlreiche Möglichkeiten, die Ihnen bei der Suche behilflich sein können:

- Engagieren Sie sich für Ihre Mitmenschen oder Tiere. Umwelt- und soziale Projekte dienen einem positiven Ideal, der Verbesserung des kollektiven Zusammenlebens und dem Erhalt der Natur. Mit einer ehrenamtlichen Mitarbeit können Sie nicht nur die Gesellschaft von Gleichgesinnten genießen, sondern Ihrem Agieren Bedeutung und Ziel beimessen. Am Ende des Tages haben Sie das Gefühl, einer guten Sache gedient zu haben. Nichts ist erfüllender als der dankbare Blick eines hilfebedürftigen Menschen oder Tieres.
- Lesen Sie philosophische Werke, spirituelle oder religiöse Bücher, geisteswissenschaftliche Abhandlungen, besuchen Sie Vorträge über fremde Kulturen oder hören Sie entsprechende Audiobücher und Podcasts.
- Finden Sie eine spirituelle bzw. ganzheitliche Praktik oder heilsame Anwendung, die Sie zur Ruhe bringt und den Kontakt zu Ihrem inneren Wesen ermöglicht. Um Selbstheilungskräfte zu fördern, sollten Sie die fünf Ebenen der menschlichen Existenz (nach fernöstlicher Philosophie) betrachten und mögliche Therapieformen überprüfen:

o seelische Ebene (Beziehung zum Ganzen, göttliche Quelle, Ursprung, Einheit mit allem), Traumkörper (Astralkörper, auch Lichtkörper genannt),

o Mentalkörper (gleichbedeutend mit dem Geist),

o elektrischer Körper (auch Energiekörper genannt, hier werden die elektromagnetischen Prozesse der Organe und Zellen in ihrer Gesamtheit betrachtet) und

o physischer Körper (der materielle, biochemische Körper).

Hilfreiche Ideen hierzu finden Sie im Kapitel *„8.8 Entspannende Aktivitäten und Wellnesspraktiken“*.

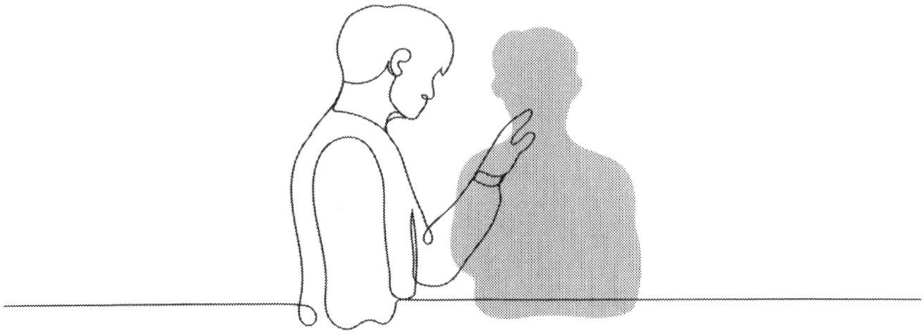

• Verbringen Sie so viel Zeit wie möglich in der Natur. Es gibt keinen Ort, der Ihnen die organische Wirklichkeit des Lebens besser vor Augen führt als Mutter Erde. Pflegen Sie körperliche Betätigung in Flora und Fauna wie Spazierengehen, Wandern, Nordic Walking, Radfahren, Schwimmen, Rudern und Stand-up-Paddling und planen Sie Ausflüge wie Familien-Schnitzeljagden, Picknicks, Camping, Zelten, Wildbeobachtungen, Nachtwanderungen, Sternen- und Sternschnuppenbeobachtungen unter freiem Nachthimmel oder halten Sie einfach ein Mittagsschläfchen unter einem schönen Baum.

• Wer Kontakt zu sich selbst sucht, wird diesen nur in Abgeschiedenheit und Ruhe finden. Dazu ist es notwendig, die äußere Welt schlafen zu legen und sämtliche Ablenkungen, Geräusche und Termindruck auszuschalten. Planen Sie Zeiten der Abstinenz von sozialen Medien, der Benutzung des Telefons und Computers und verzichten Sie auf eine Dauerberieselung von Radio und TV. Suchen Sie bewusst Perioden der Stille und Isolation, um Ihre Sinne zu schärfen und die Wahrnehmung der „Inneren Stimme" zu ermöglichen.

• Arbeiten Sie an Ihrer Selbstverwirklichung. Sie wollten schon immer eine neue Sprache lernen, das Spielen eines Instruments oder das Schneidern eigener Kleidung? Dann ist jetzt vielleicht der richtige Zeitpunkt gekommen. Überlegen Sie, welche neuen, kreativen Tätigkeiten Sie interessieren und Sie lernen möchten. Ob Sie dies in einem Lehrgang, einem Seminar, einem Online- oder örtlichen Kurs, durch kostenfreie Videos oder Privatunterricht, im Internet oder durch Einlesen in die Materie bewerkstelligen, bleibt Ihrer Präferenz überlassen.

• Tun Sie sich selbst etwas Gutes. Gönnen Sie sich einen Kurzurlaub, eine Wellness-Behandlung, einen Besuch in einem schönen Restaurant, nehmen Sie ein Wannenbad im Kerzenschein, backen Sie sich Ihren Lieblingskuchen, machen Sie es sich gemütlich und schauen Sie Ihren Lieblingsfilm oder erfüllen Sie sich einen lang gehegten Herzenswunsch.

- Erfahren Sie etwas über Ihre Ahnen. Sich mit der eigenen Herkunft auseinanderzusetzen und Geschichten, Lebenswege und Persönlichkeiten seiner Familie zu entdecken, kann auf der Suche nach der eigenen Identität sehr effektiv sein. Zu lernen, welche Traditionen, Talente und Ereignisse die Generationen vor Ihnen zusammengehalten haben, erzeugt ein Zugehörigkeitsgefühl zu Ihrem Stammbaum. Wann haben Sie das letzte Mal alte Fotoalben hervorgeholt und in ihnen gestöbert? Gibt es noch alte Dias oder Filmaufnahmen Ihrer Familie? Interviewen Sie noch lebende Angehörige und lauschen Sie den Erinnerungen einer vergangenen Zeit. Werden Sie kreativ und erstellen Sie einen Stammbaum als kleines Kunstwerk für die Wand oder nutzen Sie die digitale Form. Wer tiefer in die Materie eintauchen möchte, kann sich diverser Ahnenforschungsorganisationen bedienen, die Stammbäume erstellen, nach Familienwappen und in Genetikdatenbanken suchen.
- Traditionen, Sitten und Gebräuche werden seit jeher von Menschen gepflegt, um ein Gefühl von Sicherheit, Stabilität und Gemeinschaft zu erzeugen. Rituale eines spezifischen Kulturkreises sorgen für Zusammenhalt und Führungshilfe. Vielleicht finden Sie Freude an der Teilnahme an bestimmten Ritualen wie Sonnenwendfeiern, Fackelzügen und dem Maibaumstellen oder in der jahreszeitlichen Dekoration Ihres Gartens, Ihrer Wohnung oder Terrasse? Können Sie Ihre Familie für einen gemeinsamen, jährlichen Osterspaziergang mobilisieren? Möchten Sie einmal ein schamanisches Schwitzhütten-Ritual erleben? Es muss nicht zwangsläufig ein religiöses oder aus dem eigenen Kulturkreis stammendes Brauchtum sein. Sie dürfen auch erfinderisch werden und eigene Rituale zur Begrüßung/Verabschiedung von Jahreszeiten oder zur Dankbarkeit für das Leben entwickeln. Eine Inspiration finden Sie im Kapitel „Dankbarkeitspraktiken und Wertschätzungsübungen".
- Nichts im Vergleich gibt derart Auskunft über den Sinn des Lebens, als zu lieben und geliebt zu werden. Damit ist nicht nur die Liebe zu einem Partner oder einer Partnerin gemeint, sondern auch zu Familienmitgliedern, Freunden, anderen Menschen und Tieren.

Nachstehend finden Sie eine Liste von Fragen, über die Sie nachsinnen und reflektieren können, um herauszufinden, was Ihnen im Leben wichtig und sinnvoll erscheint. Dabei geht es nicht darum, die perfekte Antwort zu finden, sondern eine Ahnung zu bekommen, was Sie als Menschen ausmacht.

- Bin ich glücklich? Wenn nicht, warum nicht?
- Wenn ich die Zeit meines bisherigen Lebens zurückdrehen könnte, würde ich etwas anders machen? Wenn ja, warum?
- Wie würde ich ein erfolgreiches Leben definieren?
- Worauf möchte ich als alter Mensch mit Zufriedenheit zurückblicken können?

- Wer sind die wichtigsten Personen in meinem Leben?
- Was ist meine größte Leidenschaft?
- Was ist meine größte Aversion?
- Welche Dinge bringen mich zum Lachen?
- Glaube ich an eine Vorherbestimmung oder dass ich mein Leben selbst steuern kann?
- Was bewundere ich an anderen Menschen?
- Bin ich der Meinung, dass Geld glücklich macht?
- Kann ich auch mit weniger materiellen Dingen glücklich sein?
- Möchte ich etwas beitragen, dass die Welt zu einem schöneren Ort wird?
- Was empfinde ich als echte Schönheit?
- Empfinde ich das Leben als ein Wunder?
- Möchte ich für andere ein Vorbild sein?
- Wenn Geld keine Rolle spielen würde, womit würde ich meine Zeit verbringen?
- Was war der schönste Moment in meinem bisherigen Leben und warum?

Die Ikigai-Lehre

Die sogenannte „Ikigai"-Lehre (Ikigai ist japanisch für „Lebenswert") aus der japanischen Philosophie beschreibt ein unkompliziertes Modell zur Bestimmung des Lebenssinns. Nehmen Sie ein großes Blatt und schreiben Sie in jede der vier Ecken eine der folgenden Fragen:

- Was liebe ich, wobei fühle ich Begeisterung?
- Worin bin ich gut, welche Talente besitze ich?
- Wofür werde ich bezahlt?
- Was benötigt die Welt?

Hier listen Sie alle Tätigkeiten und Aufgaben auf, die Ihren Arbeitsplatz oder sonstige entlohnte Positionen betreffen. Was braucht die Welt, um zu einem besseren Ort zu werden, bzw. was brauchen andere Menschen, um gut und würdig zu leben? Wenn Sie Ihre Antworten notiert haben, suchen Sie die Gemeinsamkeiten und Überschneidungen heraus und schreiben diese in die Mitte des Papiers. Hier haben Sie die Punkte, die mit Ihrer Mission, Ihrer Passion, Ihrer Arbeit und Ihrer Berufung übereinstimmen und Ihren Lebenssinn ergeben.

Werteorientiertes Handeln und Lebensführung

Ihre persönlichen Wertvorstellungen beeinflussen Ihre Perspektive auf die Dinge, die Ihnen wichtig im Leben sind. An Ihren Werten orientieren Sie Ihr Tun und treffen Ihre Entscheidungen. Ein werteorientiertes Handeln bedeutet, authentisch zu sein und Ihre Wahrheit und Überzeugungen zu leben. Im Einklang mit den eigenen Werten Entscheidungen zu treffen, erzeugt ein Gefühl der Erfüllung, des Sinns im Leben und der Zufriedenheit. Wird das Leben von fremden Werten bestimmt, z. B. durch die von anderen Personen, Glaubensgemeinschaften, politischen und gesellschaftlichen Systemen, dann können innere Konflikte über die Diskrepanz zu Stress, Anspannung, Burn-out und einer erhöhten Anfälligkeit für Depressionen führen. Machen Sie sich bewusst, dass Sie mit jeder Entscheidung, die Sie basierend auf Ihren Werten treffen, gesünder leben, denn Ihre Kreativität, Ihr Selbstbewusstsein und Ihre Resilienz gegenüber Stress werden gestärkt. Um herauszufinden, ob Sie zu Ihren Werten stehen, suchen Sie sich einen Lebensbereich aus, den Sie unter die Lupe nehmen möchten. Beantworten Sie die folgenden Fragen schriftlich (anhand des Beispiels zum Thema Partnerschaft) und nehmen Sie danach einen Abgleich vor, ob Sie diese Werte in Ihrem Leben wiederfinden.

- Wie sieht die ideale Beziehung meiner Meinung nach aus? Was sind die wichtigsten Gemeinsamkeiten, welche Werte sollten eine Rolle spielen? *Vertrauen, Loyalität, Treue, Zärtlichkeit.*

- Woraus kann ich Kraft schöpfen? *Durch Unterstützung, gemeinsame Interessen und Hobbys.* Was raubt mir Energie? *Unsauberkeit, Unzuverlässigkeit, Unpünktlichkeit.*

- Was habe ich als Kind gern gespielt oder gut gemacht? *Ich habe gern „Vater-Mutter-Kind" gespielt (Hinweis auf den Wunsch nach einer harmonischen, traditionellen Familie).*

- In welchen Momenten hat mich die Beziehung inspiriert? Welchen Grund gab es? *Es war sehr motivierend, jemanden geheiratet zu haben, der Tiere genauso liebt wie ich.*

- Welche Literatur, Filme und Bücher über Liebe haben mich sehr bewegt und warum? *Ein Roman, in der der Held der Geschichte sein Leben für seine Ehefrau geopfert hat. Liebe bis in den Tod.*

- Gibt es jemanden, den ich einmal bewundert habe bzw. es immer noch tue? Eine starke Familienfigur, eine öffentliche Person, eine historische Figur? Warum habe ich sie bewundert? *Ich habe meinen Großvater bewundert, der seine Familie sicher durch den Krieg gebracht und in sehr schwierigen Zeiten seinen Mann gestanden hat.*

- Wie möchte ich auf den Lebensbereich zurückblicken, wenn ich dem Tode ins Auge sehe? *Ich möchte auf eine lebenslange, harmonische und treue Ehe mit Kindern zurückblicken.*

Selbsttranszendenz und Beitrag zur Gemeinschaft

Selbsttranszendenz ist die Hingabe eines Menschen an einen anderen Menschen oder eine Sache, die weit über definierte, sprachliche Grenzen hinausgeht. Der Begriff stammt aus der Religion und Philosophie und beschreibt einen Zustand der innerlichen Erfüllung, wenn wir uns voll und ganz auf eine Sache einlassen können und sie mit Hingabe erfüllen. Es ist ein Geben und Nehmen an das und vom Leben, indem wir uns für etwas engagieren, in dieser Sache Menschlichkeit und Zuneigung beweisen und gleichzeitig tiefste Befriedigung und Selbstverwirklichung erfahren. Es bedeutet auch das Rückstellen seiner eigenen Bedürfnisse zu einem höheren Wohl einer Sache, jenseits des Egos. Wenn wir die Gemeinschaft, eine Person, eine Bewegung oder eine Mission zur Verbesserung der Welt unterstützen, werden wir erst zum Menschen und geben unserem Leben nicht nur einen Sinn, sondern auch eine Daseinsberechtigung. Wenn Sie einen Sinn darin finden können, sich aus Nächstenliebe zu engagieren, sorgt dies für mehr Zufriedenheit, Befriedigung und Glück im Leben. Dafür dürfen Sie alles tun, was dem Gemeinwohl und anderen Personen, Tieren und der Umwelt zugutekommt. Im Kapitel über das Engagement in gemeinnützigen Organisationen finden Sie eine große Auswahl an Gebieten, in denen Sie sich für das Kollektiv oder den Einzelnen einsetzen können.

Achtsamkeit für spirituelle Bedürfnisse und Glaubenssätze

Spirituelle Bedürfnisse sind in erster Linie unabhängig von Weltreligionen zu betrachten und ruhen in jedem von uns. Sie kommen besonders in belastenden Situationen, wie bei Erkrankung, zum Vorschein. Spiritualität ist eine sehr wichtige Ressource zur Bewältigung von schwierigen Lebenssituationen. In ihr kommt die ganz persönliche und intime Beziehung zur tiefsten Ebene des Seins, der inneren Überzeugung und Weisheit, die uns trägt, zum Ausdruck. Sie kann die Überzeugung und der Glaube oder das Wissen um Gott, einen Schöpfer, eine Urkraft, einen Gottesfunken und eine universelle Gesetzmäßigkeit, die uns Geborgenheit, Hoffnung, Liebe und Sinn schenkt, sein. Um mit der eigenen Spiritualität in Kontakt zu treten, nehmen Sie sich Zeit für Meditation und Gebete, Yoga oder Aufenthalte in der Natur und lesen Sie spirituelle oder esoterische Literatur (hier gibt es keine allgemeingültigen Empfehlungen, da hier alles vertreten ist). Am besten wählen Sie intuitiv eine Lektüre aus, mit der Sie resonieren. Beschäftigen Sie sich mit den Religionen anderer Kulturen. Auch hier gilt: Probieren Sie Neues aus!

Neuronale Fluidität: Lernbereitschaft und Input

Neugierde als treibende Kraft für persönliches Wachstum

Neugierde ist die Kraft, die uns antreibt, uns zu entwickeln, zu forschen, zu lernen, Wissen zu erlangen und neue Wege zu probieren. Neugierde ist die Offenheit, sich auf unbetretenes Terrain zu begeben, Risiken einzugehen und sich durch diesen Prozess zu verändern. Ohne Neugierde würden wir nie in den Urlaub fahren, eine Fremdsprache lernen, tanzen oder uns bilden. Indem Sie Ihre Neugierde trainieren, sorgen Sie für eine erhöhte Neuroplastizität und stärken Ihre Ressourcen und Selbstwirksamkeit.

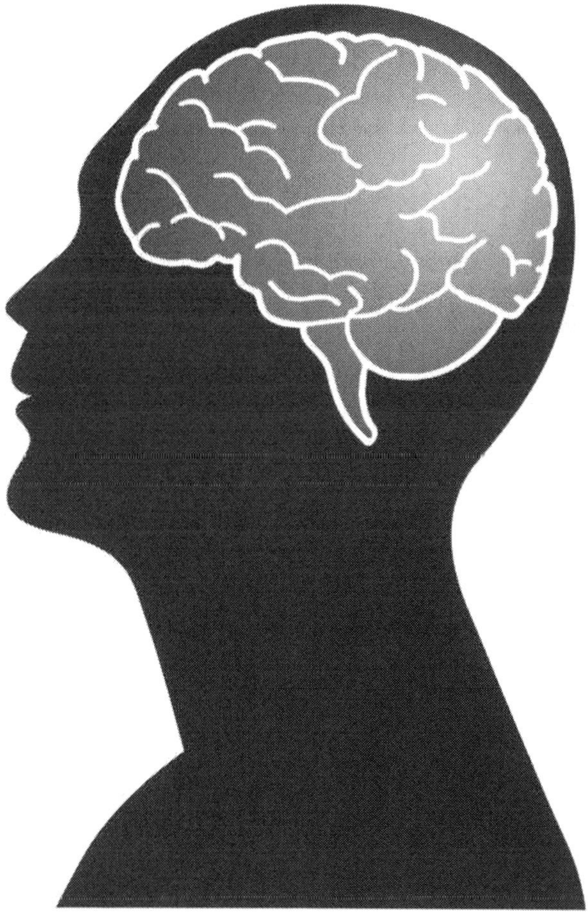

Tipps, um (wieder) neugierig zu werden:

- Eignen Sie sich Wissen über ein Thema oder Fachgebiet an, über das Sie bis dato sehr wenig oder gar nichts wissen, das Sie aber schon immer interessiert hat, z. B. über ein Haustier, einen Künstler, Geschichtsepochen, geschichtsträchtige Persönlichkeiten und Politiker, Länder und Kulturen oder einfach darüber, wie Sie den perfekten Schweinsbraten kochen. Hier ist alles erlaubt. Lesen Sie dazu Bücher, Artikel, Zeitschriften, sehen Sie sich Filme oder Videos an oder hören Sie Audiobooks und Podcasts.
- Wenn Sie sich unwohl oder gestresst fühlen, gehen Sie der Ursache mit Neugier auf den Grund. Versuchen Sie, mit Hilfe der in diesem Buch vorgestellten Übungen herauszufinden, was der Auslöser für Ihr Unwohlsein ist. Dieser Forscherdrang hilft dabei, eine Weiterentwicklung in Gang zu setzen, anstatt in Stagnation zu verfallen.
- Stellen Sie Fragen. Nur wenn Sie Ihrer Umwelt mit Interesse begegnen, werden Sie Antworten erhalten. So können Sie andere Meinungen, Perspektiven, Persönlichkeiten und Weltbilder verstehen und kennenlernen.
- Brechen Sie mit alten Gewohnheiten und setzen Sie sich neuen Erfahrungen aus. Beobachten Sie mit Neugierde, was passiert. Essen Sie z. B. etwas, was Sie noch nie zuvor probiert haben, dann können Sie hinterher sagen: „Ich habe Sushi gegessen!“
- Beobachten Sie Ihre Mitmenschen mit Neugier. Wenn Sie das nächste Mal Bus fahren, sehen Sie sich mit Neugierde um. Was tun sie, welche Kleidung tragen sie, wohin mögen sie wohl fahren?
- Sie haben eine fixe Meinung über eine Partei, eine Religion, eine Überzeugung, ein Rezept, den Klimawandel? Dann wechseln Sie einmal den Blickwinkel und informieren Sie sich, was andere Menschen davon halten.

Kontinuierliche Weiterbildung und Selbstentwicklung

Kennen Sie den Satz „Man lernt nie aus“ oder „Man ist so alt wie eine Kuh und lernt doch immer noch dazu“? Wenn Sie bei Fort- und Weiterbildungen ausschließlich an eine berufliche Entwicklung denken, dann ist dies weit gefehlt. Im Prinzip steht Ihnen jeder Bereich des Lebens mit einer Weiterbildungsmöglichkeit offen. Sich kontinuierlich weiterzubilden ist eine Grundlage der Selbstfindung. Ohne regelmäßigen neuen Input und das Erlernen neuer Fähigkeiten verpassen wir die Chance, unser Potenzial zur Gänze zu entwickeln. Investieren Sie in Ihr Leben, etwas Besseres können Sie mit Ihrer Zeit und Ihrem Geld fast nicht tun. Wenn Sie lernen, zu tanzen, dann haben Sie sich die wertvolle Erfahrung verschafft, ein erstklassiger Tangotänzer zu sein. Wenn Sie lernen, Teppiche zu knüpfen, dann haben Sie sich die wunderbare

Erfahrung verschafft, für Ihr Heim etwas selbst herzustellen. Kurzum: Sie haben in Ihr Leben investiert, sich dabei entwickelt, etwas dazugelernt, was einen Mehrwert darstellt und Ihren Erfahrungsschatz vergrößert, was Ihnen wiederum niemand wieder wegnehmen kann. Und wenn Sie von dieser Welt gehen, was nehmen Sie mit? Richtig, Ihre Erinnerungen und Erfahrungen. Wenn Sie Ihrem Geiste keine neue Nahrung anbieten, wird er verkümmern und Sie in die Stagnation und Reaktionsstarre führen. Daher suchen Sie sich Möglichkeiten, etwas zu lernen. Seminare, Workshops, Literatur, Schulen, Online-Kurse, Tutorials, Coaches, das Angebot ist vielfältig.

Mentoren und Vorbilder als Inspirationsquelle

Wenn Sie etwas über eine Person lesen oder erfahren, die ähnliche Erfahrungen wie Sie gemacht hat, dann können Sie in dieser speziellen Lebensgeschichte praktische Ratschläge erhalten, Anleitungsempfehlungen erfahren, aber auch Hoffnung und Inspiration finden. Wenn Sie etwas von einer berühmten oder beeindruckenden Person lesen, die ebenfalls unter Depressionen leidet, trotzdem oder gerade deshalb nicht aufgegeben hat, sich durch Höhen und Tiefen geschlagen und im Leben große Erfolge erreicht hat, dann ist das eine wunderbare Inspiration, nicht aufzugeben. Wenn Sie darüber schwarz auf weiß lesen, dann fühlen Sie sich weniger allein und erkennen an, dass es vielen Menschen ähnlich geht wie Ihnen. (Nur weil keiner mit Ihnen darüber spricht, bedeutet es nicht, dass es da draußen keine anderen Menschen gibt, die dasselbe durchmachen wie Sie.) Sie können sich an den positiven Attributen eines Idols orientieren, diesen Menschen für seine Offenheit bewundern und danach streben, genauso selbstbewusst, zielstrebig und konsequent zu sein. Lebenswege anderer Menschen, die uns einen Einblick in ihre intimsten Momente der Niederlagen und Erfolge erlauben, können inspirieren und uns beflügeln. Das Lesen von Biografien und Interviews von berühmten, erfolgreichen Menschen, die Depressionen besiegt und bewältigt haben, kann eine große Hilfe auf Ihrem eigenen Lebensweg sein. Folgende Stars und Sternchen, Politiker, Künstler und Musiker haben oder hatten in der Vergangenheit eine depressive Erkrankung:

Lady Gaga, Jim Carrey, Demi Moore, Nicole Kidman, Angelina Jolie, Halle Berry, Julia Roberts, Eminem, Katy Perry, Nora Tschirner, Sven Hannawald, Torsten Sträter, Kurt Krömer, Wincent Weiss, Ferdinand von Schirach, Harald Schmidt, Vincent van Gogh, Edvard Munch, Ernest Hemingway, Whitney Houston, Robbie Williams, Justin Bieber, Ronaldo, Cathy Hummels, Willy Brandt, Winston Churchill, Buzz Aldrin, Joanne K. Rowling, Arthur Schopenhauer, Sigmund Freud.

Lernmotivation als Zielsetzung und Belohnungssysteme

Lernmotivation ist die fluktuierende Bereitschaft eines Menschen, seine geistigen und körperlichen Fähigkeiten zum Erlernen einer Sache aufzubringen und diese zielgerichtet zu organisieren. Es gibt das *extrinsische Lernen*, welches auf externen Motivationsfaktoren basiert, z. B. Belohnung wie Geld und Status, Anerkennung, Macht und Einfluss, und das *intrinsische Lernen*, welches auf innere Motivation wie Spaß am Thema, Neugierde und Sinnhaftigkeit gestützt ist. Wenn Sie eine depressive Phase durchlaufen, kann es sein, dass Sie Schwierigkeiten haben, sich zu überwinden, mit dem Lernen zu beginnen. Vielleicht haben Sie sich alle Bücher besorgt, einen Kurs gebucht und nun sitzen Sie da und können sich nicht aufraffen. Oder aber Sie haben mit einer Lektion begonnen, die Schule bei den ersten Terminen besucht, aber Ihre Motivation nimmt mit jeder Woche mehr ab und Sie lassen die Klasse sausen. Grundsätzlich mögen Sie Interesse an historischer Architektur, Fotografie oder einer Fremdsprache haben, aber wie können Sie sich motivieren, auch dranzubleiben, um Ihr Ziel zu erreichen, z. B. im nächsten Urlaub mit Italienischkenntnissen aufzuwarten? Es geht um die Fokussierung der intrinsischen Motivationsfaktoren. Wenn Sie es schaffen, Ihre Neugierde und Sinnhaftigkeit an dem Thema, welches Sie lernen möchten, am Leben zu erhalten, dann bleiben Sie auch am Ball.

Tipps zur erfolgreichen Lernmotivation:

- Wozu lernen Sie? Sie möchten lernen, Italienisch zu sprechen, um sich an Ihrem Urlaubszielort verständigen zu können.
- Rufen Sie sich Ihr Lernziel in Erinnerung. Stellen Sie sich bildhaft vor, wie Sie in Venedig in einem Restaurant an der Rialtobrücke sitzen und dem Kellner Ihre Bestellung in fließendem Italienisch geben können.
- Wenn Sie Ihr Lernziel erreichen, wie fühlen Sie sich? Sie sind stolz auf sich, dass Sie Ihr Ziel erreicht haben, und erhalten bewundernde Blicke von anderen Touristen, die sich fragen, was die Gerichte auf der Speisekarte wohl zu bedeuten haben.
- Fangen Sie an und werden Sie aktiv. Denken Sie nicht lange darüber nach. Gegen Aufschieben hilft nur Agieren. Stecken Sie Ihre Nase mindestens 30 Minuten in Ihr Italienischbuch oder marschieren Sie zum Kurs. Das belebt Ihre Motivation.
- Wechseln Sie einmal den Platz, an dem Sie lernen. Sie sitzen für gewöhnlich auf dem Sofa und pauken Vokabeln? Nehmen Sie Ihr Buch und gehen Sie in den Park.

- Kennen Sie jemanden, mit dem Sie gemeinsam lernen können? Haben Sie eine Person in Ihrem Kurs, mit der Sie privat zusammen lernen können? Oder sogar eine Gruppe?
- Setzen Sie das Gelernte in die Praxis um. Gehen Sie in die nächste Eisdiele und bestellen Sie etwas auf Italienisch. Das ist der Motivationsschub!
- Belohnen Sie sich. Wenn Sie die erste Lektion erfolgreich absolviert haben, gehen Sie als Belohnung in ein italienisches Restaurant oder kochen sich eine italienische Tomatensauce auf Vorrat.

Resilienz durch die Fähigkeit, zu lernen und sich anzupassen

Wenn Sie mit Ihren neu erworbenen Italienischkenntnissen in Italien glänzen konnten und Ihr Lernziel erfolgreich gemeistert haben, dann haben Sie Ihr Selbstbewusstsein gestärkt, Ihre Neuroplastizität verbessert, erfahren, dass Sie schaffen können, was Sie sich vornehmen, Ihre Ressourcen erweitert, mit einer positiven Erwartungshaltung die Abendkurse absolviert, soziale Kontakte mit anderen Lernenden gepflegt, alte Gewohnheiten (jeden Abend daheim zu sein) abgelegt, sind neue Wege gegangen und haben Ihr Ziel erreicht (Hurra!). Sie haben alles richtig gemacht! Sie hatten den Mut, die Bereitschaft und waren offen genug, sich an neue Situationen anzupassen. Die neue, innere Stärke, die Sie durch diese Erfahrung erhalten haben, wird Sie zukünftig unterstützen, in stressigen und schwierigen Situationen mehr Gelassenheit und Selbstvertrauen zu entwickeln, und motivieren, das nächste Ziel zu avisieren. Wenn es einmal wieder drunter und drüber geht, dann denken Sie zurück, wie Sie souverän in Italienisch kommuniziert haben.

Die 30-Tage-Challenge: Schritt für Schritt neue positive Gewohnheiten aufbauen

Woche 1: Der Schlüssel – Lifestyle-Änderungen

- **Tag 1**: Machen Sie einen Spaziergang im Freien für mindestens 30 Minuten. Erden Sie sich wie in diesem Buch beschrieben.
- **Tag 2**: Führen Sie ein gesundes Rezept in Ihre Ernährung ein. Suchen Sie sich ein Gericht aus, welches möglichst aus frischen, unverarbeiteten Zutaten hergestellt wird, oder versuchen Sie sich an der selbstgemachten Tomatensoße.
- **Tag 3**: Erstellen Sie einen regelmäßigen Schlafplan und gehen Sie jeden Tag zur gleichen Zeit ins Bett. Bereiten Sie sich eine „Goldene Milch“ zu.
- **Tag 4**: Üben Sie 20 Minuten Yoga oder machen Sie leichte Dehnübungen zu Hause.
- **Tag 5**: Planen Sie Ihre Aktivitäten für die Woche, um Stress zu reduzieren. Dazu machen Sie die vorgestellte Zeitmanagement-Übung ALPEN.
- **Tag 6 und 7:** Lernen Sie etwas Neues. Probieren Sie eine neue sportliche Aktivität/ein Hobby aus oder lesen Sie ein inspirierendes Buch.

Woche 2: Mindfulness und Meditation

- **Tag 8**: Nehmen Sie sich 10 Minuten Zeit für eine einfache Atemmeditation. Führen Sie dazu eine der Atemmeditationen durch.
- **Tag 9**: Praktizieren Sie 5 Minuten Achtsamkeit während einer regelmäßigen Tagesaktivität (z. B. beim Essen oder Duschen). Nutzen Sie dazu die Findung von drei positiven Gedanken.
- **Tag 10**: Hören Sie eine geführte Meditation vor dem Schlafengehen.
- **Tag 11**: Führen Sie eine 15-minütige progressive Muskelentspannung durch.
- **Tag 12**: Verbringen Sie 30 Minuten in der Natur und fokussieren Sie sich bewusst auf Ihre Sinneswahrnehmungen. Nehmen Sie dazu das „Waldbad“.
- **Tag 13 und 14:** Werden Sie kreativ! Malen, Zeichnen, Handarbeiten, Singen, Musizieren, Kochen, Reparieren, Restaurieren, Dekorieren, Schreiben etc.

Woche 3: Ein leichter Geist durch Kreativität

- **Tag 15**: Schreiben Sie 10 Minuten lang Ihre Gedanken und Gefühle in ein Tagebuch. Nutzen Sie dazu die Übung zur positiven Ausdrucksfähigkeit.
- **Tag 16**: Zeichnen oder malen Sie etwas, das Ihre aktuelle Stimmung ausdrückt.
- **Tag 17**: Schreiben Sie einen Brief an sich selbst über Ihre Hoffnungen und Träume.
- **Tag 18**: Erstellen Sie eine Playlist mit Musik, die Sie beruhigt oder glücklich macht.
- **Tag 19**: Fotografieren Sie fünf Dinge, die Ihnen Freude bereiten.
- **Tag 20 und 21:** Lernen Sie einen neuen Ort kennen. Machen Sie einen Ausflug, besuchen Sie ein Museum, machen eine Tour ins Grüne oder erkunden einen noch unbekannten Teil Ihres Wohnortes.

Woche 4: Aufbau sozialer Unterstützung

- **Tag 22**: Treffen Sie sich mit einem Freund zum Kaffee oder führen Sie ein langes Telefonat.
- **Tag 23**: Besuchen Sie eine lokale Gruppe oder einen Verein, der Ihr Interesse weckt.
- **Tag 24**: Bieten Sie Ihre Unterstützung in einem sozialen oder gemeinnützigen Projekt an.
- **Tag 25**: Organisieren Sie ein Treffen mit Freunden oder der Familie.
- **Tag 26**: Nehmen Sie an einem Online-Forum oder einer Selbsthilfegruppe teil, um sich auszutauschen.
- **Tag 27 und 28:** Besuchen Sie eine öffentliche Veranstaltung. Nehmen Sie z. B. an einem Vortrag oder Seminar teil, besuchen eine kulturelle Führung, ein Fest oder eine Sportveranstaltung.

Abschluss und Reflexion

- **Tag 29 und 30**: Nehmen Sie sich Zeit, um über die vergangenen 28 Tage zu reflektieren. Was hat Ihnen am meisten geholfen? Was möchten Sie in Ihren Alltag integrieren? Was fiel Ihnen sehr leicht, was eher schwieriger? Gab es etwas, was Sie überhaupt nicht tun konnten, und warum? Mit welcher der vorgestellten Tätigkeiten und Übungen stellte sich ein unmittelbares Wohlgefühl ein?

„Raus aus der Depression: Mein persönliches Tagebuch“

Mit diesem Tagebuch, in dem Sie Ihre täglichen Emotionen, Gefühle und Gedanken niederschreiben können, kreieren Sie einen intimen Alltagshelfer, der Sie dabei unterstützen wird, Ihre Situation Tag für Tag zu reflektieren sowie Ihre Erfolge zu dokumentieren, und Ihnen Motivation verleiht, um an Ihrer Genesung zu arbeiten. Das Tagebuch stellt einen sicheren Raum dar, in dem Sie ehrlich und ohne Bewertung oder Verurteilung notieren dürfen, was Sie bewegt, berührt und beschäftigt, aber mehr noch: Es leitet Sie an, Ihre täglichen Übungen durchzuführen, mit Hilfe derer Sie Ihre Situation verbessern können, um zu heilen und um mehr Lebensqualität in Ihr Leben zurückzuholen.

Struktur des Tagebuchs:

Tägliche Notizen mit Datum und Uhrzeit, wann der Eintrag verfasst wird:

Nehmen Sie eine Bewertung Ihrer Stimmung vor, dabei bedienen Sie sich einer Skala von 1 bis 10 (1 für sehr gut, 10 für sehr schlecht)

Notieren Sie körperliche Beschwerden und nehmen Sie eine Bewertung von 1 bis 10 vor (1 für gering, 10 für stark), *z. B. Rückenschmerzen (5), Schlafstörungen (10), Appetitlosigkeit (1), Müdigkeit (10)*

Benennung von 3 Dingen, für die Sie dankbar sind. *Richten Sie Ihre Aufmerksamkeit auf diese Dinge, um sofort mehr Positivität in Ihre Gedankenwelt zu bringen.*

Raum für Gedanken und Gefühle:
Schreiben Sie auf, was Sie denken und fühlen.

Vor welcher Herausforderung standen Sie am heutigen Tag? Was hat Sie besonders viel Kraft gekostet? *Hausarbeit, Problem am Arbeitsplatz, Motivation zur Hausarbeit etc.*

Was war das Highlight am heutigen Tag? *Was hat sich besonders gut angefühlt? Welche positive Erfahrung haben Sie gemacht? Was war das Schönste, was jemand zu Ihnen gesagt hat?*

Reflexion der eigenen Handlungen und Aktivitäten: Was haben Sie heute unternommen, um sich besser zu fühlen, z. B. Sport, Belohnungen, Selbstfürsorge, Achtsamkeitsübungen, Visualisierungsübungen, Entspannungsübungen. Wie haben diese Tätigkeiten Ihr Gefühlsleben oder Ihre Körperempfindung beeinflusst?

Wöchentliche Reflexion und Bewertung:
Bewerten Sie die Woche mit einer Schulnote von 1 bis 6.

Herausforderungen und Erfolge:
Was hat Sie in dieser Woche am meisten beansprucht? Wie sind Sie mit einem Problem umgegangen?

Was war der beste Moment in dieser Woche?
Womit konnten Sie einen Erfolg erzielen? Hat Ihnen etwas Freude, Zufriedenheit oder Erleichterung verschafft?

Was haben Sie Neues gelernt?
Haben Sie Perspektiven, Meinungen, Personen oder einen neuen Themenbereich kennengelernt?

Haben Sie etwas Kreatives getan?
Konnten Sie Ihre eigenen Ideen verwirklichen, z. B. durch ein kreatives Hobby, durch Neugestaltung Ihres Wohnbereichs oder durch Experimentierung mit verschiedenen Gewürzen und Zutaten?

Haben Sie etwas über sich selbst erfahren? *Gab es Aha-Momente in dieser Woche? Konnten Sie tiefliegende Gründe für Gefühle erkennen, ist Ihnen ein Verhaltens- oder Denkmuster aufgefallen? Haben Sie negative Worte erkannt, die Sie ausgesprochen haben? Konnten Sie diese in positive Formulierungen umwandeln?*

Monatsüberblick:
Bewerten Sie diesen Monat mit einer Schulnote von 1 bis 6.

Fortschritte:
Betrachten Sie den zurückliegenden Monat. Haben Sie Fortschritte in Bezug auf Ihre Stimmung und Ihr allgemeines Wohlbefinden feststellen können? Gibt es eine Verbesserung zum Vormonat? Haben sich Symptome verbessert?

Wünsche für die nächsten vier Wochen:
Welche Ziele möchten Sie im nächsten Monat erreichen? *Soziale Interaktionen, Umsetzung von Hobbys und kreativen Tätigkeiten, Bewegung, Ernährung, Selbstfürsorge, Lernen, Entspannung, Erholung etc.*

Freie Seiten zur Gestaltung von...

- **emotionalen Landkarten:** Erstellen Sie Seiten, die als visuelle Darstellung Ihrer Emotionen dienen. Verwenden Sie Farben und Symbole, um verschiedene Stimmungen und Gefühle zu beschreiben.

- **Motivationszitaten:** Fügen Sie Ihrem Tagebuch inspirierende Zitate und Sätze ein, die Sie motivieren und zum Nachdenken anregen. Es können Worte sein, die Sie irgendwo gehört oder gelesen haben.
- **Fotos und Bildern:** Kleben Sie Fotos und Bilder ein, von Menschen und Situationen, die Sie berührt oder inspiriert haben. Warum hat Sie diese Person oder diese Situation bewegt?
- **Seiten für Kunst, Skizzen, Brainstorming, Geistesblitze, Ideen:** Schaffen Sie kreativen Raum, um zu malen, zu zeichnen, Ideen, einzelne Wörter oder Eindrücke (Gerüche, Farben, Aromen, Adjektive) aufzuschreiben.

Über die Eigenverantwortung bei der Genesung

Sie haben in diesem Buch alle Werkzeuge kennengelernt, um in Eigenverantwortung an Ihrer Genesung mitzuhelfen. Alle Übungen zielen nicht nur auf die Verbesserung eines Bereichs Ihrer neuronalen Verbindungen ab, sondern setzen einen ganzen biochemischen und kognitiven Kreislauf in Gang. Mit Hilfe dieser neu gesetzten Impulse geben Sie Ihrem Körper die Möglichkeit, depressive Stimmungen und Erkrankungen zu bewältigen und Folgen von chronischem Stress abzubauen. Denken Sie daran, dass Veränderung nur möglich ist, wenn der Schmerz über die bestehende Situation stärker ist als die Angst vor Veränderung. Lassen Sie sich von Rückfällen nicht entmutigen und entwickeln Sie eine Wertschätzung für jeden einzelnen, kleinen oder großen Erfolg, den Sie verspüren. Ihr Tagebuch wird Ihnen dabei helfen, Ihre Fortschritte zu dokumentieren. Sie können nur gewinnen! Ihre Lebenszeit ist viel zu kostbar, um sie in Traurigkeit, Antriebslosigkeit und Apathie zu verbringen. Halten Sie durch und widmen sich den Übungen regelmäßig und mit Achtsamkeit, dann werden Sie bald die ersten Erfolge feststellen können. Mit Ihren kleinen und großen Fortschritten kommt Ihre Fähigkeit zurück, Änderungen und Justierungen Ihrer Lebensumstände vorzunehmen, die eine verbesserte Lebensqualität bedeuten. Sie schaffen das, denn Sie verfügen über die dafür notwendige Kraft und Macht!

Quellenverzeichnis

- Ulrich Hegerl, Sabine Felber, Arno Deister (2017): "Depressionen: erkennen, verstehen, behandeln." Springer
- Christa Roth-Sackenheim (2013): "Depressionen: Ein Ratgeber für Betroffene und Angehörige." Springer
- Wolfgang Maier, Gerd Laux, Heike Allgöwer (Hrsg.) (2018): "Depression und bipolare Störungen." Thieme

1. Auflage
Kontakt: JT Handels UG/ Berumer Str. 44/ 26844 Jemgum
Covergestaltung: Fenna Larsson
Coverfoto: depositphotos.com

Printed in Poland
by Amazon Fulfillment
Poland Sp. z o.o., Wrocław

53703648R00104